"十二五"职业教育国家规划教材
经全国职业教育教材审定委员会审定

国家卫生和计划生育委员会"十二五"规划教材
全国中等卫生职业教育教材

供护理、助产专业用　　　　第 3 版

老 年 护 理

主　编　张小燕　王春先

副主编　黄树强　李夫艳

编　者（以姓氏笔画为序）

王春先（新疆伊宁卫生学校）

刘丹丹（广西医科大学附设护士学校）

李夫艳（山东省临沂卫生学校）

张小燕（太原市卫生学校）

张利苹（西安市卫生学校）

常利普（郑州市卫生学校）

黄树强（山东省莱阳卫生学校）

葛珊珊（山西医科大学第一医院）

程东阳（黑龙江护理高等专科学校）

U03073O1

人民卫生出版社

图书在版编目（CIP）数据

老年护理/张小燕,王春先主编. —3 版. —北京:人民卫生出版社,2014

ISBN 978-7-117-19919-3

Ⅰ.①老… Ⅱ.①张…②王… Ⅲ.①老年医学-护理学-中等专业学校-教材 Ⅳ.①R473

中国版本图书馆 CIP 数据核字（2014）第 256753 号

人卫智网	www.ipmph.com	医学教育、学术、考试、健康,购书智慧智能综合服务平台
人卫官网	www.pmph.com	人卫官方资讯发布平台

老 年 护 理

第 3 版

主　　编：张小燕　王春先

出版发行：人民卫生出版社（中继线 010-59780011）

地　　址：北京市朝阳区潘家园南里 19 号

邮　　编：100021

E - mail：pmph @ pmph.com

购书热线：010-59787592　010-59787584　010-65264830

印　　刷：人卫印务（北京）有限公司

经　　销：新华书店

开　　本：787×1092　1/16　　印张：12

字　　数：300 千字

版　　次：2000 年 3 月第 1 版　2015 年 1 月第 3 版
　　　　　2020 年 10 月第 3 版第 12 次印刷（总第 45 次印刷）

标准书号：ISBN 978-7-117-19919-3/R · 19920

定　　价：28.00 元

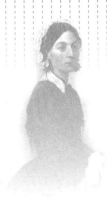

出 版 说 明

为全面贯彻党的十八大和十八届三中、四中全会精神,依据《国务院关于加快发展现代职业教育的决定》要求,更好地服务于现代卫生职业教育快速发展的需要,适应卫生事业改革发展对医药卫生职业人才的需求,贯彻《医药卫生中长期人才发展规划(2011—2020年)》《现代职业教育体系建设规划(2014—2020年)》文件精神,人民卫生出版社在教育部、国家卫生和计划生育委员会的领导和支持下,按照教育部颁布的《中等职业学校专业教学标准(试行)》医药卫生类(第一辑)(简称《标准》),由全国卫生职业教育教学指导委员会(简称卫生行指委)直接指导,经过广泛的调研论证,启动了全国中等卫生职业教育第三轮规划教材修订工作。

本轮规划教材修订的原则:①明确人才培养目标。按照《标准》要求,本轮规划教材坚持立德树人,培养职业素养与专业知识、专业技能并重,德智体美全面发展的技能型卫生专门人才。②强化教材体系建设。紧扣《标准》,各专业设置公共基础课(含公共选修课)、专业技能课(含专业核心课、专业方向课、专业选修课);同时,结合专业岗位与执业资格考试需要,充实完善课程与教材体系,使之更加符合现代职业教育体系发展的需要。在此基础上,组织制订了各专业课程教学大纲并附于教材中,方便教学参考。③贯彻现代职教理念。体现"以就业为导向,以能力为本位,以发展技能为核心"的职教理念。理论知识强调"必需、够用";突出技能培养,提倡"做中学、学中做"的理实一体化思想,在教材中编入实训(实践)指导。④重视传统融合创新。人民卫生出版社医药卫生规划教材经过长时间的实践与积累,其中的优良传统在本轮修订中得到了很好的传承。在广泛调研的基础上,修订教材与新编教材在整体上实现了高度融合与衔接。在教材编写中,产教融合、校企合作理念得到了充分贯彻。⑤突出行业规划特性。本轮修订紧紧依靠卫生行指委,充分发挥行业机构与专家对教材的宏观规划与评审把关作用,体现了国家规划教材一贯的标准性、权威性、规范性。⑥提升服务教学能力。本轮教材修订,在主教材中设置了一系列服务教学的拓展模块;此外,教材立体化建设水平进一步提高,根据专业需要开发了配套教材、网络增值服务等,大量与课程相关的内容围绕教材形成便捷的在线数字化教学资源包,为教师提供教学素材支撑,为学生提供学习资源服务,教材的教学服务能力明显增强。

人民卫生出版社作为国家规划教材出版基地,获得了教育部中等职业教育专业技能课教材选题立项24个专业的立项选题资格。本轮首批启动了护理、助产、农村医学、药剂、制药技术专业教材修订,其他中职相关专业教材也将根据《标准》颁布情况陆续启动修订。

全国卫生职业教育教学指导委员会

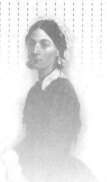

全国中等卫生职业教育"十二五"规划教材目录

护理、助产专业

序号	教材名称	版次	主编		课程类别	所供专业	配套教材
1	解剖学基础 *	3	任　晖	袁耀华	专业核心课	护理、助产	√
2	生理学基础 *	3	朱艳平	卢爱青	专业核心课	护理、助产	
3	药物学基础 *	3	姚　宏	黄　刚	专业核心课	护理、助产	√
4	护理学基础 *	3	李　玲	蒙雅萍	专业核心课	护理、助产	√
5	健康评估 *	2	张淑爱	李学松	专业核心课	护理、助产	√
6	内科护理 *	3	林梅英	朱启华	专业核心课	护理、助产	√
7	外科护理 *	3	李　勇	俞宝明	专业核心课	护理、助产	√
8	妇产科护理 *	3	刘文娜	闫瑞霞	专业核心课	护理、助产	√
9	儿科护理 *	3	高　凤	张宝琴	专业核心课	护理、助产	√
10	老年护理 *	3	张小燕	王春先	老年护理方向	护理、助产	
11	老年保健	1	刘　伟		老年护理方向	护理、助产	
12	急救护理技术	3	王为民	来和平	急救护理方向	护理、助产	√
13	重症监护技术	2	刘旭平		急救护理方向	护理、助产	
14	社区护理	3	姜瑞涛	徐国辉	社区护理方向	护理、助产	√
15	健康教育	1	靳　平		社区护理方向	护理、助产	
16	解剖学基础 *	3	代加平	安月勇	专业核心课	助产、护理	√
17	生理学基础 *	3	张正红	杨汎雯	专业核心课	助产、护理	√
18	药物学基础 *	3	张　庆	田卫东	专业核心课	助产、护理	√
19	基础护理 *	3	贾丽萍	宫春梓	专业核心课	助产、护理	√
20	健康评估 *	2	张　展	迟玉香	专业核心课	助产、护理	√
21	母婴护理 *	1	郭玉兰	谭奕华	专业核心课	助产、护理	√

续表

序号	教材名称	版次	主编	课程类别	所供专业	配套教材
22	儿童护理 *	1	董春兰　刘 俐	专业核心课	助产、护理	√
23	成人护理（上册）—内外科护理 *	1	李俊华　曹文元	专业核心课	助产、护理	√
24	成人护理（下册）—妇科护理 *	1	林 珊　郭艳春	专业核心课	助产、护理	√
25	产科学基础 *	3	翟向红　吴晓琴	专业核心课	助产	√
26	助产技术 *	1	闫金凤　韦秀宜	专业核心课	助产	√
27	母婴保健	3	颜丽青	母婴保健方向	助产	√
28	遗传与优生	3	邓鼎森　于全勇	母婴保健方向	助产	
29	病理学基础	3	张军荣　杨怀宝	专业技能课	护理、助产	√
30	病原生物与免疫学基础	3	吕瑞芳　张晓红	专业技能课	护理、助产	√
31	生物化学基础	3	艾旭光　王春梅	专业技能课	护理、助产	
32	心理与精神护理	3	沈丽华	专业技能课	护理、助产	
33	护理技术综合实训	2	黄惠清　高晓梅	专业技能课	护理、助产	√
34	护理礼仪	3	耿 洁　吴 彬	专业技能课	护理、助产	
35	人际沟通	3	张志钢　刘冬梅	专业技能课	护理、助产	
36	中医护理	3	封银曼　马秋平	专业技能课	护理、助产	
37	五官科护理	3	张秀梅　王增源	专业技能课	护理、助产	√
38	营养与膳食	3	王忠福	专业技能课	护理、助产	
39	护士人文修养	1	王 燕	专业技能课	护理、助产	
40	护理伦理	1	钟会亮	专业技能课	护理、助产	
41	卫生法律法规	3	许练光	专业技能课	护理、助产	
42	护理管理基础	1	朱爱军	专业技能课	护理、助产	

农村医学专业

序号	教材名称	版次	主编	课程类别	配套教材
1	解剖学基础 *	1	王怀生　李一忠	专业核心课	
2	生理学基础 *	1	黄莉军　郭明广	专业核心课	
3	药理学基础 *	1	符秀华　覃隶莲	专业核心课	
4	诊断学基础 *	1	夏惠丽　朱建宁	专业核心课	
5	内科疾病防治 *	1	傅一明　闫立安	专业核心课	
6	外科疾病防治 *	1	刘庆国　周雅清	专业核心课	
7	妇产科疾病防治 *	1	黎　梅　周惠珍	专业核心课	
8	儿科疾病防治 *	1	黄力毅　李　卓	专业核心课	
9	公共卫生学基础 *	1	戚　林　王永军	专业核心课	
10	急救医学基础 *	1	魏　蕊　魏　瑛	专业核心课	
11	康复医学基础 *	1	盛幼珍　张　瑾	专业核心课	
12	病原生物与免疫学基础	1	钟禹霖　胡国平	专业技能课	
13	病理学基础	1	贺平则　黄光明	专业技能课	
14	中医药学基础	1	孙治安　李　兵	专业技能课	
15	针灸推拿技术	1	伍利民	专业技能课	
16	常用护理技术	1	马树平　陈清波	专业技能课	
17	农村常用医疗实践技能实训	1	王景舟	专业技能课	
18	精神病学基础	1	汪永君	专业技能课	
19	实用卫生法规	1	菅辉勇　李利斯	专业技能课	
20	五官科疾病防治	1	王增源	专业技能课	
21	医学心理学基础	1	白　杨　田仁礼	专业技能课	
22	生物化学基础	1	张文利	专业技能课	
23	医学伦理学基础	1	刘伟玲　斯钦巴图	专业技能课	
24	传染病防治	1	杨　霖　曹文元	专业技能课	

药剂、制药技术专业

序号	教材名称	版次	主编	课程类别	配套教材
1	基础化学 *	1	石宝珏　宋守正	专业核心课	
2	微生物基础 *	1	熊群英　张晓红	专业核心课	
3	实用医学基础 *	1	曲永松	专业核心课	
4	药事法规 *	1	王 蕾	专业核心课	
5	药物分析技术 *	1	戴君武　王 军	专业核心课	
6	药物制剂技术 *	1	解玉岭	专业技能课	
7	药物化学 *	1	谢癸亮	专业技能课	
8	会计基础	1	赖玉玲	专业技能课	
9	临床医学概要	1	孟月丽　曹文元	专业技能课	
10	人体解剖生理学基础	1	黄莉军　张 楚	专业技能课	
11	天然药物学基础	1	郑小吉	专业技能课	
12	天然药物化学基础	1	刘诗泱　欧绍淑	专业技能课	
13	药品储存与养护技术	1	宫淑秋	专业技能课	
14	中医药基础	1	谭 红　李培富	专业核心课	
15	药店零售与服务技术	1	石少婷	专业技能课	
16	医药市场营销技术	1	王顺庆	专业技能课	
17	药品调剂技术	1	区门秀	专业技能课	
18	医院药学概要	1	刘素兰	专业技能课	
19	医药商品基础	1	詹晓如	专业核心课	
20	药理学	1	张 庆　陈达林	专业技能课	

注：1. * 为"十二五"职业教育国家规划教材。
　　2. 全套教材配有网络增值服务。

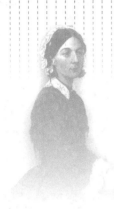

护理专业编写说明

根据教育部的统一部署,全国卫生职业教育教学指导委员会组织全国百余所中等卫生职业教育相关院校,进行了全面、深入、细致的护理专业岗位、教育调查研究工作,制订了护理专业教学标准。标准颁布后,全国卫生行指委全力支持人民卫生出版社规划并出版助产专业国家级规划教材。

本轮教材的特点是:①体现以学生为主体、"三基五性"的教材建设与服务理念:注重融传授知识、培养能力、提高素质为一体,重视培养学生的创新、获取信息及终身学习的能力,注重对学生人文素质的培养,突出教材的启发性。②满足中等卫生职业教育护理专业的培养目标要求:坚持立德树人,面向医疗、卫生、康复和保健机构等,培养从事临床护理、社区护理和健康保健等工作,德智体美全面发展的技能型卫生专业人才。③有机衔接高职高专护理专业教材:在深入研究人卫版三年制高职高专护理专业规划教材的基础上确定了本轮教材的内容及结构,为建立中高职衔接的立交桥奠定基础。④凸显护理专业的特色:体现对"人"的整体护理观、"以病人为中心"的优质护理指导思想;护理内容按照护理程序进行组织,教材内容与工作岗位需求紧密衔接。⑤把握修订与新编的区别:本轮教材是在"十一五"规划教材基础上的完善,因此继承了上版教材的体系和优点,同时注入了新的教材编写理念、创新教材编写结构、更新陈旧的教材内容。⑥整体优化:本套教材注重不同层次之间,不同教材之间的衔接;同时明确整体规划,要求各教材每章或节设"学习目标""工作情景与任务"模块,章末设"思考题或护考模拟"模块,全书末附该课程的实践指导、教学大纲、参考文献等必要的辅助内容。⑦凸显课程个性:各教材根据课程特点选择性地设置"病案分析""知识窗""课堂讨论""边学边练"等模块,50学时以上课程编写特色鲜明的配套学习辅导教材。⑧立体化建设:全套教材创新性地编制了网络增值服务内容,每本教材可凭封底的唯一识别码进入人卫网教育频道(edu.ipmph.com)得到与该课程相关的大量的图片、教学课件、视频、同步练习、推荐阅读等资源,为学生学习和教师教学提供强有力的支撑。⑨与护士执业资格考试紧密接轨:教材内容涵盖所有执业护士考点,且通过章末护考模拟或配套教材的大量习题帮助学生掌握执业护士考试的考点,提高学习效率和效果。

全套教材共29种,供护理、助产专业共用。全套教材将由人民卫生出版社于2015年7月前分两批出版,供全国各中等卫生职业院校使用。

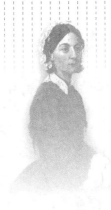

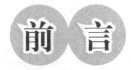

前言

　　人类进入21世纪,人口老龄化已成为全球极为关注而又必须妥善解决的社会系统工程和重大课题,也是全球关注的重大公共卫生问题和社会问题。我国已进入快速老龄化阶段,具有老年人口基数大、增长快、空巢和失能困难老年人多、老龄化先于工业化、家庭小型化、老年抚养比快速攀升等特点。面对庞大的老年人群体,延缓衰老、延长老年人生活自理的年限,满足老年人的健康需要,提供优质的老年护理,提高老年人的生活和生命质量,实现健康老龄化和积极老龄化,已成为当务之急。老龄化社会呼唤"实用型"老年护理人才。

　　为了使中职护生更好地为老年人提供优质的护理服务,使护生直接对接护理专业的职业标准、岗位需求,全国卫生职业教育教学指导委员会、人民卫生出版社以教育部2014年颁布的《中等职业学校专业教学标准(试行)》为依据,组织编写了全国中等卫生职业教育"十二五"规划教材《老年护理》。本书始终以老年人的健康为中心,以护理程序为框架,以整体护理观为指导,以老年人的自我保健和健康促进为理念,融传授知识、培养能力、提高素质为一体,旨在培养立德为人,面向工作岗位的德智体美全面发展的技术技能型护理专业人才。

　　老年护理是中等卫生职业教育护理专业的一门重要的专业核心课程。全书共分为八章,内容包括绪论、老年人的健康评估、老年人的健康保健与照护、老年人的日常生活及常见健康问题的护理、老年人的安全用药与护理、老年人常见心理问题与精神障碍的护理、老年常见疾病病人的护理、老年人的临终关怀与护理。为了突出老年护理的特点,对与《护理学基础》《内科护理》等专科护理教材中有重叠的内容进行了调整,避免了重复。

　　为了便于教学活动的开展,每章起始处均设有学习目标;为了使护生直接对接护理专业的职业标准、岗位需求,贴近老年护理工作的实际,在重要章节及内容采用了工作情景与任务导入的形式,更加体现教材的实用性;各章中设计了一些重要的知识链接,如知识窗、温馨关注、临床应用、健康教育、历史长廊、防治动态;章末配有案例型的思考题;实践指导部分以任务引领的方式,列出实践目的,采用角色扮演、案例讨论、临床见习等方法,使护生的老年护理实践更具有可操作性和适用性,有利于提高他们的综合素质和护理能力;附录中还列出大量的评估量表供学习应用。本书还提供了网络增值服务,便于护生的自主学习和探索学习。

　　本书编写过程中得到了各编者所在单位领导与同事、临床一线的护理专家、医学院校的护理教师的大力支持，在此一并致谢。

　　由于编者经验不足，知识和能力水平有限，时间仓促，难免存在错误和疏漏，敬请各位护理专家、同仁、读者批评指正。

张小燕　王春先

2014 年 10 月

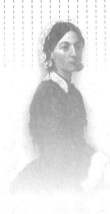

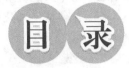

目 录

第一章 绪 论

1. 具有"老年人为本"的护理职业观,以高度的责任心、爱心、细心、耐心对待老年人。
2. 掌握老化、人口老龄化、健康预期寿命、健康老龄化、老年护理学的概念;老年人年龄与老龄化社会的划分标准;老年护理的目标与原则。
3. 熟悉人口老龄化的现状与趋势;老年护理从业人员的素质要求。
4. 了解中国人口老龄化带来的影响与对策;老年护理学的发展。

随着全球经济的快速发展、社会的进步和生活水平的不断提高,人类的平均寿命逐渐延长,人口老龄化已成为全球性的重大社会问题和人们普遍关心的热点。人口老龄化、高龄化、失能化和家庭空巢化不仅给社会、家庭带来很大压力,同时也给老年护理学的研究和发展提供了机遇与挑战。研究老年人的健康问题,培养能够适应社会需要的具有自然、人文、社会、科技等专业知识和技能的高素质的老年护理人员,为老年人提供优质的护理服务,满足老年人群的健康需求,实现健康老龄化和积极老龄化已成为护理领域的重要课题。

第一节 老年人与人口老龄化

生、老、病、死是一切生物物种普遍存在的自然规律,人类在出生、发育、成熟、衰老至死亡的生命历程中,其生理、心理、社会功能均会随着年龄的增加而逐渐发生改变。

一、老化的概念与相关理论

(一)老化的概念

老化即衰老,是所有生物种类在生命延续过程中的一种生命现象。人体从出生到成熟期后,随着年龄的增长,在形态和功能上所发生的进行性、衰退性变化,称为老化。

老化可分为生理性老化和病理性老化。生理性老化即机体从成熟期开始,随增龄而发生的生理性、衰退性变化,又称正常老化。病理性老化即在生理性老化的基础上,因某些生物、心理、社会及环境等因素所致的异常老化。两者很难严格区分,往往共同存在,互相影响,从而加快老化的进程。

(二)老化的特点

老化的基本特点可归纳为:

1. 累积性（cumulative）　老化并非一朝一夕所致，而是在漫长的岁月变迁中，机体结构和功能上的一些轻度或微小变化长期累积的结果，这些变化一旦表现出来，便不可逆转。

2. 普遍性（universal）　老化是多细胞生物普遍存在的生物学现象，且同种生物的老化进程大致相同。

3. 渐进性（progressive）　老化是一个持续渐进的演变过程，往往在不知不觉中即出现了老化的征象，且逐步加重。

4. 内生性（intrinsic）　老化源于生物本身固有的特性（如遗传），不是环境导致的。但环境因素会影响老化的进程，或加速老化，或延缓老化，但不能阻止老化。同一物种所表现出来的老化征象基本相同。

5. 危害性（deleterious）　老化过程是机体的结构和功能衰退的过程，使机体功能下降乃至丧失，往往对生存不利，使机体越来越容易罹患疾病，最终死亡。

（三）老化的相关理论

老化不是单一因素作用的结果，因此，为老年人提供护理服务时，需应用老化的生物学、心理学、社会学等综合理论解释老化现象，正确应用老化理论并作为护理实践活动的指南。常见的老化理论有：

1. 老化的生物学理论　包括基因程控理论、免疫理论、自由基理论、分子串联理论、脂褐质与游离放射理论、预期寿命和功能健康理论、长寿和衰老理论等。

（1）基因程控理论：①细胞定时老化论：该理论认为，基因程序预先设定了动物的生命周期，体内细胞的基因有固定的生命期限，并以细胞分化次数来决定个体的寿命。②基因突变论：认为老化是体细胞突变或细胞 DNA 复制错误引起的损伤，造成老年人体细胞特性的改变，从而使细胞功能受到影响，导致老年人的记忆力减退，学习和适应新事物的能力下降。

 知识窗

人类最高寿命的计算方法

1. 按生长期推算寿命　法国生物学家 Buffon 指出，哺乳动物的寿命约为生长期的 5～7 倍，这就是通称的 Buffon 系数。人的生长期为 20～25 年，预计寿命可达 100～175 年。

2. 按性成熟的时间推算寿命　一般哺乳动物的寿命是性成熟期的 8～10 倍，人类的性成熟期为 14～15 年，寿命因此可达 110～150 年。

3. 按细胞的体外分裂次数推算　美国佛罗里达大学遗传学研究中心的 Hayflick 博士在实验室条件下对人体细胞进行实验，发现人体的成纤维细胞在体外分裂 50 次左右终止，50 次被视为培养细胞的"传代次数"，也即"Hayflick 极限"，细胞的每次分裂周期约为 2.4 年，因此人类寿命可能为 120 岁左右。

（2）免疫理论：随年龄的增长，机体免疫系统功能下降，如淋巴细胞功能下降则对疾病感染的抵抗力降低，例如随个体的衰老，自体免疫疾病增多。另外，该理论还认为老化会使机体免疫系统功能减退，对外来异物的辨认与反应降低，导致感染与癌症患病率增加。

（3）自由基理论：自由基是具有一个以上的不成对电子的分子或原子的总称。人体细胞在代谢过程中，产生一系列自由基，其中以羟自由基和氧自由基对人体损害最大。污染的环境，也可以产生大量的自由基。自由基氧化能力极强，它可以破坏细胞膜、蛋白质及 DNA，造成染色体畸变、细胞突变，导致恶性肿瘤；可使胶原蛋白交联变性，导致骨质疏松、血管硬化、皮肤皱缩,促进衰老。

(4)长寿和衰老理论:该理论认为健康长寿者与下列因素有关:遗传因素、饮食因素、物理环境、社会环境、终生参与运动、适量饮酒、维持性生活至高龄等有关。

护理人员应用老化的生物学理论时,可借助基因理论,指导老年人正确面对老化甚至死亡;根据免疫理论解释老年人对某些疾病易感性的原因等。

2. 老化的心理学理论 包括人的需求理论、自我概念理论、人格发展理论等。老化的心理学理论可以帮助护理人员收集评估资料,解决健康问题,预测未来需要;协助老年人适应角色的改变,使其对自己角色功能做出正确的认知与评价;协助老年人完成生命总结回顾的过程,忘掉悲伤和懊悔,促进老年人的心理健康发展,提高老年人的生活和生命质量。

3. 老化的社会学理论 包括:隐退理论、活跃理论、持续理论、次文化理论、年龄阶层理论等。老化的社会学理论可以帮助护理人员为参与社会活动减少的老年人,提供足够的支持与指导,以维持其身心平衡;帮助护理人员辨别想要维持社会活动角色的老年人,评估其身心能力是否足以从事某项活动,帮助老年人选择力所能及且感兴趣的活动。老化的社会学理论帮助护理人员从"生活在社会环境中的人"这个角度看待老年人,以及了解老年人生活的社会对他们的影响。

二、老年人的年龄划分标准

(一)老年人的年龄划分

世界卫生组织(WHO)对老年人年龄的划分有两个标准,发达国家将65岁以上的人群定义为老年人,而发展中国家则将60岁以上的人群称为老年人。

(二)老年期的年龄划分标准

1. 我国老年期的年龄划分标准 我国关于年龄的划分界限自古以来有多种说法。民间多用三十而立,四十而不惑,五十而知天命,六十花甲,七十古稀,八九十为耄耋,一百岁为期颐。现阶段我国参照发展中国家的标准,以60岁以上为老年人。按时序年龄老年分期标准为:45~59岁为老年前期,即中老年人;60~89岁为老年期,即老年人;90以上为长寿期,即长寿老年人;100岁及其以上为寿星,即百岁老年人。

2. 世界卫生组织(WHO)对老年期的年龄划分标准 随着人们生活水平和健康水平的提高,根据现代人生理、心理结构上的变化,WHO将人的年龄界限又作了新的划分:44岁以下为青年人;45~59岁为中年人;60~74岁为年轻老年人(the young old);75~89岁为老老年人(the old old);90岁以上为非常老的老年人(the very old)或长寿老年人(the longevous)。

WHO及我国老年期的划分比较见表1-1。

表1-1 WHO及我国老年期的划分比较

WHO	划分标准	我国	划分标准
45~59岁	中年人	45~59岁	老年前期,即中老年人
60~74岁	年轻老年人	60~89岁	老年期,即老年人
75~89岁	老老年人	90岁以上	长寿期,即长寿老年人
90岁以上	非常老的老年人或长寿老年人	100岁及以上	长寿期,即百岁老年人

WHO的标准兼顾发达国家和发展中国家,既考虑到人类平均预期寿命不断延长的发展趋势,又是人类健康水平日益提高的必然结果。这个标准将会逐步取代我国与西方国家现

阶段划分老年人的通用标准。

 知识窗

人类年龄划分的其他标准

1. 时序年龄 又称历法年龄,表示这个人出生以后所经历的年限。通常人类个体生存的时期是以时序年龄来计算的。

2. 生理年龄 亦称生物学年龄,是以个体的器官组织结构和生理功能的老化程度来衡量其生物学年龄,常能如实地反映个体的实际衰老程度。

3. 心理年龄 一般有两个含义,首先常用心理年龄反映心情状态;其次是指根据标准化智力测验量表的"常模"来衡量的人的智力水平,用它来表示人的心理发展的绝对水平。

4. 社会年龄 是根据一个人在与其他人交往的角色作用来确定的个体年龄。也就是说一个人的社会经验越丰富,思维越深刻,办事越老练,社会年龄就越成熟。

三、人口老龄化

人口老龄化(aging of population)简称人口老化,是指社会人口年龄结构中,老年人口占总人口中的比例不断上升的动态过程。导致人口老龄化的因素有出生率下降、死亡率下降、人口的迁移等。

(一)人口老龄化的常用指标

1. 老年人口系数 又称老年人口比例,是指某国家或地区的总人口构成中,老年人口数占总人口数的比例,是反映人口老龄化的主要指标。计算公式为:

老年人口系数(%) = (60 或 65 岁以上人口数/总人口数) × 100%

2. 老年人口负担系数 又称老年抚养系数,是指老年人口数占劳动人口数的百分比,反映劳动者负担老年人的轻重程度。计算公式为:

老年人口负担系数(%) = (60 或 65 岁以上人口数/15~59 或 15~64 岁人口数) × 100%

3. 长寿水平 又称高龄老年人比,即 80 岁以上人口数与 60 岁以上人口数之比。计算公式为:

长寿水平(%) = (80 岁以上人口数/60 岁以上人口数) × 100%

长寿水平的高低,直接反映一个国家(或地区)医疗卫生保健水平的高低,特别是反映老年保健服务水平的高低。该指标 <5% 时属于较低水平,5%~9.9% 时属于中等水平,>10% 时即属于较高水平,该指标 >20% 时即为高水平,目前发达国家的长寿水平均已达 20%~25%。

4. 平均期望寿命(average life expectancy) 简称平均寿命,是指通过回顾性死因统计和其他统计学方法,计算出一定年龄组的人群能生存的平均年数。一般常用出生时的平均预期寿命,作为衡量人口老化程度的重要指标。它是反映人类健康水平及死亡水平的综合指标。平均期望寿命是以死亡作为终点。

5. 健康期望寿命(active life expectancy) 是指在健康条件下的期望寿命,即个人在良好状态下的平均生存年数,也就是指老年人能够维持良好的日常生活活动功能的年限。

平均期望寿命是以死亡作为终点,健康期望寿命是以日常生活能力的丧失作为终点。

(二)老龄化社会的划分标准

老年人口系数是评价一个国家(或地区)人口老龄化的重要指标。WHO 针对发达国家和发展中国家的不同人口年龄结构的状况,制定了不同的人口老龄化标准:发达国家 65 岁及以上人口达到或超过总人口的 7%,发展中国家 60 岁及以上人口达到或超过总人口的 10%,该国家(或地区)即成为老龄化国家(或地区),达到这个标准的社会即称为老龄化社会(表 1-2)。

表 1-2 老龄化社会的划分标准

	发达国家	发展中国家
老年人年龄界限	65 岁	60 岁
青年型(老年人口系数)	<4%	<8%
成年型(老年人口系数)	4% ~ 7%	8% ~ 10%
老年型(老年人口系数)	≥7%	≥10%

(三)人口老龄化的现状与趋势

人口老龄化是当今世界人口发展的普遍趋势,这种人口年龄结构的变化正在广泛而深刻地影响着人类社会生活的各个方面,人口老龄化已经日益成为世界各国关注的重大人口问题。

1. 世界人口老龄化的现状与趋势

(1)全球人口老龄化的速度加快:人口老龄化与总人口数的增长密切相关。第二次世界大战后,良好的和平环境使世界人口迅速增长。据统计,1900 年世界实际人口为 17 亿,WHO 宣布 1987 年 7 月 11 日为"第 50 亿人口日"。联合国人口基金在全球发布 2011 年世界人口状况报告称:2011 年 10 月 31 日世界人口达到 70 亿,世界人口老龄化也随之日趋严重。预计到 2050 年,老年人数量将猛增到 19.64 亿,占世界总人口的 21%,并将超过 14 岁以下儿童人口总数,平均每年增长 9000 万。

(2)发展中国家老年人口增长速度快:目前,世界上 65 岁以上的老年人以每月 80 万的速度增长,其中发展中国家占 66%。至 2000 年发展中国家的老年人口数已占世界老年人口总数的 60%。现在,发展中国家的老年人口增长率是发达国家的 2 倍,也是全球总人口增长率的 2 倍。到 2050 年,预计全球 80% 的老年人将生活在发展中国家。

(3)全球人口老龄化的区域分布不均衡:在世界各主要地区中,欧洲一直是老年人口比例最高的地区,其次是北美洲和大洋洲,但在撒哈拉沙漠以南的非洲地区,老年人口增长则非常缓慢。根据 2010 年资料,世界老年人口各大洲排列顺序为:欧洲占 22.0%,北美洲占 18.5%,大洋洲占 16.6%,拉丁美洲和加勒比海地区占 10.0%,亚洲占 9.9%,非洲占 5.3%。

(4)人口平均预期寿命延长:19 世纪许多国家的平均寿命只有 40 岁左右,20 世纪末则达到 60 ~ 70 岁,一些国家已经超过 80 岁。世界卫生组织公布的 2011 年《世界卫生统计资料》显示,日本人的平均寿命继续保持 83 岁,与欧洲小国圣马力诺并列世界第一。澳大利亚位居两国之后,平均寿命 82 岁。数据显示,日本女性平均寿命为 86 岁,超过西班牙和法国等国的 85 岁,高居第一位。而日本男性平均寿命为 80 岁,低于圣马力诺的 82 岁,与瑞士、以色列、冰岛等国并列第二。2010 年中国人口平均预期寿命达到 74.83 岁。

(5)老年人口中女性占的比例高:一般而言,男性老年人死亡率高于女性。由于存在着性别间的死亡差异,使女性老年人占老年人口的比例较大。如美国老年人平均预期寿命女性高于男性 6.9 岁,日本 5.9 岁,法国 8.4 岁,中国 3.4 岁。

(6)高龄老年人快速增长:80 岁以上的高龄老年人是老年人口中增长最快的群体。

2010 年全球 80 岁以上老年人口超过 1.05 亿,预计至 2050 年,高龄老年人约 3.8 亿,占老年人总数的 1/5。

2. 中国人口老龄化的现状与趋势　中国是世界上老年人口最多、增长最快的国家。于 1999 年底进入了人口老龄化国家的行列。全国老龄办于 2006 年 2 月 23 日发布的《中国人口老龄化发展趋势预测研究报告》指出:从 2001—2100 年,中国的人口老龄化可以分为三个阶段:

第一阶段,从 2001—2020 年是快速老龄化阶段。这一阶段,中国将平均每年新增 596 万老年人口,年均增长速度达到 3.28%,到 2020 年,老年人口将达到 2.48 亿,老龄化水平将达到 17.17%。

第二阶段,从 2021—2050 年是加速老龄化阶段。中国老年人口数量开始加速增长,平均每年增加 620 万人。到 2023 年,老年人口数量将增加到 2.7 亿,与 0～14 岁少儿人口数量相等。到 2050 年,老年人口总量将超过 4 亿,老龄化水平推进到 30% 以上。

第三阶段,从 2051—2100 年是稳定的重度老龄化阶段。2051 年,中国老年人口规模将达到峰值 4.37 亿,约为少儿人口数量的 2 倍。这一阶段,老年人口规模将稳定在 3 亿～4 亿,老龄化水平基本稳定在 31% 左右,80 岁及以上高龄老年人占老年总人口的比重将保持在 25%～30%,进入一个高度老龄化的平台期。

综观中国人口老龄化趋势可以概括为:人口老龄化将伴随 21 世纪始终;2030—2050 年是中国人口老龄化最严峻的时期;重度人口老龄化和高龄化将日益突出;中国将面临人口老龄化和人口总量过多的双重压力。与其他国家相比,我国的人口老龄化有以下特征:

(1)老年人口基数大:《中国老龄事业发展报告(2013)》指出,截至 2012 年底,我国老年人口数量达到 1.94 亿,比上年增加 891 万,占总人口的 14.3%。我国是世界上人口最多的国家,占世界老年人口总数的 1/5,约等于欧洲各国全部老年人口的总数,占亚洲老年人口总数的 1/2。至 2025 年将达到 24%,意味着世界上每 4～5 个老年人中,即有一位中国老年人。

(2)人口老龄化速度快,来势猛:据统计,我国人口年龄结构从成年型转变为老年型仅用了 18 年左右的时间,与发达国家相比,速度十分惊人。据美国人口普查局的统计和预测,65 岁及以上人口比例从 7% 上升到 14% 需要经历的时间,法国为 115 年,瑞典为 85 年,美国为 66 年,英国为 45 年,中国只有 27 年。

(3)区域分布不均衡,差异大:中国各地区经济文化发展不平衡,导致人口老龄化的程度有较大差异。我国东部沿海经济发达地区人口老龄化的速度和程度远远快于西部经济欠发达地区。1979 年最早进入人口老年型行列的上海和最迟 2012 年进入人口老年型行列的宁夏比较,时间跨度长达 33 年。可见,中西部地区人口老龄化的程度偏低。

(4)人口老龄化城乡倒置:绝大多数国家的城镇老龄化要高于农村。我国虽然农村地区的平均生育水平高于城市,但是,由于大量青壮年人口由农村流向城市,农村的人口老龄化比城市地区更为严重。据统计 2010 年,60 岁及以上的老年人口占总人口的比重,城镇为 11.69%,乡村为 14.98%,而且这种状况将持续到 2040 年。由于城乡老年人的主要经济来源存在明显差异,故农村人口老龄化的问题日益突出。

(5)老年人口明显呈现高龄化趋势:我国老年人口高龄化的趋势也十分引人注目。目前,我国高龄老年人口以每年 5.4% 的速度增长,快于 60 岁及以上老年人口的增长速度,远高于发达国家 2% 的平均水平。高龄老年人占老年人比重将从目前的 1/8 增长到 2050 年的约 1/4。据专家估计,到 2050 年,我国 80 岁及以上的老年人口总数将达到 9448 万,占老年人口的 21.78%。由于高龄老年人生活自理能力差,因此,他们不仅需要经济上的供养,而且需要生活上的照顾。

 知识窗

世界长寿乡

　　拥有 25 万人口的被誉为"世界第五长寿之乡"的广西巴马瑶族自治县,现有 81 位百岁以上老年人。国际上"世界长寿乡"的标准是每 10 万人中至少应有 7 位健康的百岁老年人,而该县每 10 万人中拥有百岁老年人的数量为 31.7 位,是"世界长寿乡"标准的 4.5 倍。巴马人长寿除了特殊的阳光、地磁、水质、风景等自然因素外,不辍劳作、乐观豁达也是巴马人长寿的原因之一。

　　(6)女性老年人比例高:2006 年统计,我国女性老年人口比男性老年人口多出 464 万人,其中 80 岁及以上年龄段的高龄女性占到 50%～70%。到 2049 年将多出 2645 万人。21 世纪下半叶,多出的女性老年人口基本稳定在 1700 万～1900 万人。百岁老年人中女性比例达到 77%。

　　(7)文化程度低:由于历史的原因,我国老年人多数未受过良好教育,文盲和半文盲的比例高,占 68.28%,尤以农村女性更为突出,文盲高达 80%。

　　(8)老年人婚姻状况稳定,丧偶率高:由于受传统文化的影响,我国老年人的婚姻关系稳定,离婚率低。老年人丧偶比例高达 35% 以上,且随年龄增长不断提高。

　　(9)老龄化超前于现代化:发达国家在人口老龄化程度不高时,经济已达到较高的水平,即"先富后老"。发达国家进入老龄化社会时人均国民生产总值一般在 5000～10 000 美元,而我国是在经济条件欠发达时跨入了老龄化社会,即"未富先老",我国在进入老龄化社会时,人均国民生产总值尚不足 1000 美元,2012 年才突破 6000 美元。

　　(四)中国人口老龄化带来的影响与对策

　　1. 中国人口老龄化带来的影响

　　(1)社会负担加重:人口老龄化使劳动年龄人口的比重降低,老年人口负担系数增高,1982 年老年人口负担系数为 7.94%,2013 年已达 21.58%,即大约 5 个劳动力人口要负担 1 个老年人,预计 2030 年大约 2.5 个劳动人口负担 1 个老年人。这不但加重了劳动人口的经济负担,而且对投资、消费、储蓄和税收都带来一定影响。

　　(2)社会保障费用增加:人口老龄化使国家用于老年人的保障费用增加,政府负担加重。据统计,2003—2009 年,中央财政累计补助养老保险基金支出 5748.31 亿元,各级财政对养老保险基金补助总额由 2003 年的 493.90 亿元增加到 2009 年的 1326.29 亿元,年均增长 22%,2010 年为 1561 亿元,又比 2009 年增长 17.6%。现在退休人员每年以 6% 的速度递增,每年新增退休人员 300 多万人。预计到 2030 年,我国离退休人员将猛增到 1.5 亿多人,届时离退休人员将相当于在职人员的 40% 以上,这将给国家造成沉重的负担。

　　(3)现有产业结构需要调整:老年人特殊的生理、心理和行为特征,产生了不同于其他人口群体的特殊物质需求和精神需求。为了满足老年人口日益增长的物质和精神文化的需要,国家需要增加相应的投资,调整现有的产业结构,大力发展老龄产业,来满足老年人群的特殊需要。如改造不适合老年人居住的住宅、街道,发展老年人衣、食、住、行、用、文等各种消费品,增加老年人所需要的产业、社会服务业等。

(4)传统养老模式受到影响:养老问题是老龄化社会面临的最主要的经济和社会问题。"老有所养"应该包含两个方面的内容:经济保障和生活照顾(包括精神慰藉)。现在,我国城市家庭的人口代际结构模式呈"倒金字塔"形的4:2:1模式(即一对夫妇赡养两对老年人和抚养一个子女),随着少子化家庭、"空巢"家庭的增多,传统的家庭养老功能日趋削弱,养老负担越来越多地依赖于社会,急需发挥社会养老功能,来满足日益增强的社会养老需求。我国的养老模式正处于转型阶段,在今后一个较长的时期内,将呈现家庭养老与社会养老并存的局面。

(5)对保健服务需求增加:老年人口的高龄、失能(生活不能自理)和空巢化进一步加剧应对人口老龄化的严峻性和复杂性。截至2012年底,80岁及以上高龄老年人口达2273万人,失能老年人口3600万人,慢性病患病老年人口0.97亿人,空巢老年人口0.99亿人。2025年之前,高龄老年人口将保持年均增长100万人。老年病又多为肿瘤、心脑血管疾病、糖尿病、精神障碍等慢性病,花费大,消耗卫生资源多,对社会国家和家庭构成极大负担。这些说明,老年人口对医疗、保健、护理及生活服务的需求大大超过其他人群。

(6)老龄工作力度急需加大:我国的老龄工作起步较晚,专职老龄工作人员缺乏,老龄工作经费投入不足,基层服务网络薄弱,针对老年人所开展的服务项目少,覆盖面窄,服务水平低。专门为老年人提供的活动场所和服务设施严重不足,老年人的参与率和受益率不高。发达国家每千名老年人中拥有的养老床位是50～70张左右,2014年全国养老床位数达到500多万张,每千名老年人拥有养老床位约25张,与发达国家相比差距较大。

此外,在我们的养老服务机构中,提供护理服务的专业人员数量缺乏,总体素质偏低。我国社会养老服务的各种服务事业的整体水平也比较低,服务质量不高。难以满足广大老年人多种养老服务的需求,这些都有待于研究和解决。

2. 中国人口老龄化的对策

(1)加速经济发展:从现在起到2025年左右,是我国劳动年龄人口比重较大,老年人口负担系数低,国家负担较轻的"人口红利"黄金时期。因此,要充分利用这个经济发展的"黄金时期",发挥我国劳动力资源极为丰富的优势,抓住机遇,加快经济发展的步伐,为迎接老龄化高峰的到来奠定雄厚的物质基础。

(2)建立和完善养老福利政策和社会保障制度:让更多的人"老有所养"是中国养老保障制度改革的目标。国家要尽快完善有关政策,各级政府要出台优惠政策,广泛动员社会各方面的力量,多渠道筹措资金,发展养老福利事业,增设养老福利服务设施,不断健全社会养老机制,加快社会养老服务的法制化进程,建立适合我国国情及经济发展水平的社会保障制度。重点为"三无"(无劳动能力,无生活来源,无赡养人和扶养人,或者其赡养人和扶养人确无赡养和扶养能力)老年人、低收入老年人、经济困难的失能半失能老年人提供无偿或低收费的供养、护理服务。提高老年人的经济保障能力,使老年人能够共享社会发展成果。

(3)建立与健全老年人医疗保险和保健制度:医疗保健是老年人众多需求中最为突出和重要的需求,为老年人提供基本医疗保险,满足他们的基本医疗需求,使老年人及其家庭不要因为疾病导致个人及家庭经济危机。但目前老年人"看病难,住院难"的问题尚未完全解决。所以,应加快深化医疗卫生改革,建立和健全老年医疗保险制度,加强老年人的医疗保健与护理服务,健全社区卫生服务体系和组织,构建医疗保健防护体系,为老年人提供方便、快捷的综合性社区卫生服务。同时建立和发展多种形式的医疗保障制度,以缓解老年人患病后对家庭和个人造成的经济压力,妥善解决看病就医的费用问题。

（4）完善老年相关的法律法规体系：加大有关老年法律法规的执法力度。法律部门要坚决制裁侵害老年人合法权益的不法行为，依法合理调整老年群体与其他群体之间的关系，依法惩处残害和虐待老年人行为，营造出健康老龄化的良好社会环境。加快完善老年立法步伐，尽快出台养老保险、医疗保险、社会救济、老年人福利等有关社会保障方面的法律法规，使老年人的生活得到切实保障。制定并完善以《中华人民共和国老年人权益保障法》为基本法的老年法律体系。

（5）建立和完善适合我国国情的养老保障体系：建立以居家养老为基础、社区服务为依托、机构照料为补充，资金保障和服务保障相结合，政府主导、社会参与的养老服务体系。强调以居家养老为基础，我国几千年来形成了尊老、爱老、敬老、养老的优良传统和反哺式的代际关系。家庭最具亲情和温暖，最能使老年人享受天伦之乐，在我们这样一个未富先老而且老年人口规模庞大的国度里，居家养老是成本最低的选择。社区是家庭和社会的纽带，老年人居住在社区、生活在社区，加强社区养老服务设施、服务队伍和信息网络建设，可为居家老年人及时提供日间照料、家政、情感慰藉等多样化的服务，有效解决传统家庭养老功能弱化所带来的问题。强调以机构养老为补充，是因为机构养老服务的专业化、规范化程度较高，虽然其直接服务对象数量相对不多，但功能作用十分重要。养老机构在设施、人员和技术上具有优势。

（6）积极发展老龄产业，开拓老年消费市场：老龄产业是为了满足老年人物质和精神生活需求而形成的产业，既包括生产性产业，也包括服务性产业，是解决人口老龄化问题的重要手段。老龄产业现今还无法满足老年人的需求。我们缺乏专门为老年人服务的专业医护和服务人员，缺乏足够的养老机构，缺乏上门服务的保健机构。在老年消费方面，老年人很难买到合适的服装鞋帽，老年食品也很少研究开发，老年药品、老年保健护理用品以及其他各种老年商品都处于匮乏状态。所以，我们应当积极发展老龄产业，开拓老年消费市场，这不但能够创造许多新的工作机会，缓解社会就业压力，而且可以为老年人提供更周到更优质的服务。

（7）创建健康老龄化与积极老龄化：健康老龄化（aging of the health）是世界卫生组织提出并积极推行的老年人健康目标。它是指在老龄化社会中，多数老年人的生理、心理和社会功能均处于完好状态，同时，社会和经济发展不受过度人口老龄化的影响。联合国提出，将健康老龄化作为全球解决老龄问题的奋斗目标。积极老龄化是在健康老龄化基础上提出的新观念，它强调老年群体和老年人不仅在机体、社会、心理方面保持良好的状态，而且要积极地面对晚年生活，作为家庭和社会的重要资源，继续为社会做出有益的贡献。（详见第三章）

第二节　老年护理学概述

 工作情景与任务

导入情景：

李大伯，75岁。患有退行性骨关节病、高血压，且视力较差，因子女工作很忙，无暇照顾李大伯，故将父亲送进一家养老院，接受医疗、护理和生活照料。

工作任务：

1. 根据老年护理目标对李大伯正确实施各项护理。

2. 针对李大伯的患病情况，遵循老年护理原则，实施个体化的护理。

一、老年护理学及相关学科的概念

（一）老年护理学

老年护理学（gerontological nursing）是研究、诊断和处理老年人对自身存在和潜在的健康问题反应的学科。它是护理学的一个分支，是与自然科学、社会科学相互渗透的一门综合性应用学科。

（二）老年学

老年学（gerontology）是一门以人类衰老现象和老年人问题为研究对象的学科。是自然科学、社会科学的新兴交叉综合性学科，主要包括老年生物学、老年社会学、老年心理学、老年医学、老年护理学等。

（三）老年医学

老年医学（geriatrics）是从医学的角度研究人类衰老机制，人体老化改变，老年人卫生保健和老年病防治的科学。是医学的一个分支，也是老年学的主要组成部分。它包括老年基础医学、老年临床医学、老年康复医学、老年预防保健医学、老年流行病学、老年社会医学等内容。

老年护理学起源于现有的护理理论和社会学、生物学、心理学、健康政策等理论。美国护士协会 1987 年提出用"老年护理学"概念代替"老年病护理"概念，因为老年护理学涉及的护理范畴更广泛，包括评估老年人的健康和功能状态，制订护理计划，提供有效护理和其他卫生保健服务，并评价照顾效果。老年护理学强调恢复、保持和促进健康，预防和控制由疾病引起的残疾，发挥老年人的日常生活能力，实现老年人机体的最佳功能，保持人生的尊严和舒适的生活，直至死亡。

二、老年护理的目标与原则

老年护理的重点在于通过护理干预延缓老年期的衰老性变化，减少各种危险因素给老年人带来的消极功能影响，消除和减低自我照顾的限制，最大限度地维持和促进老年人的最佳功能状态。老年护理的主要工作是评估老年人健康及功能状态，老年期的身心变化和危险因素；制订护理计划，为老年人提供个体化、优质的护理服务，指导老年人避免或减少各种危险因素，减轻家庭主要照顾者的压力，并引导家庭主要照顾者共同参与护理计划的制订和实施；评价功能效果。老年护理的服务对象扩展为老年人及其照顾者。

1. 老年护理的目标

（1）增强自我照顾能力：对于老年人的需求，专业老年工作人员常常想到其他社会资源的协助，而很少考虑到老年人本身的资源。老年人在很多时候都以被动的形式生活在依赖、无价值、丧失权力的感受中，自我照顾意识逐渐淡化，久而久之将会丧失生活自理能力。因此，要善于利用老年人本身的资源，以健康教育为干预手段，采取多种措施，尽量强化、巩固和维持老年人的自我照顾能力及自我护理能力，避免过分依赖他人，从而增强老年人生活的信心，保持老年人的尊严。

（2）延缓恶化及衰退：广泛开展健康教育，提高老年人的自我保护意识，改变不良生活方式和行为，增进健康。通过三级预防策略，避免和减少危害健康的因素，做到早发现、早诊断、早治疗，防止病情恶化，预防并发症的发生，防止伤残，积极恢复健康。

（3）提高生活质量：护理的目标不仅仅是疾病的好转，寿命的延长，而应促进老年人在生理、心理和社会适应方面的完美状态，提高生活质量，体现生命的意义和价值。老年人要在健康基础上长寿，而不是单纯满足人们长寿的愿望，让老年人抱病生存。

（4）做好临终关怀：对待临终老年人，护理人员应从生理、心理和社会多方面做好服务，综合评估分析、识别、预测并满足临终老年人的需求，确保老年人生命终末阶段有人陪伴和照料，能够无痛苦、舒适地度过人生的最后时光，并给家属以安慰，让他们感受到医护人员的关心和爱护。

2. 老年护理的原则 针对老年护理工作特殊的规律和专业要求，为了实现老年护理目标，在护理实践中应遵循相关的护理原则。现代护理学基本理论如系统理论、需要理论、自护理论等，为护理实践活动提供了总的方向和方法论指导，可作为制定老年护理原则的依据。

（1）满足需求：健康与人的需求满足程度关系非常密切。因此，护理人员首先应满足老年人的各种需求。护理人员应增强对老化的认识，将正常和病态老化过程及老年人独特的心理、社会特性与一般护理学的知识和技术相结合，及时发现老年人现存的和潜在的健康问题和各种需求，使护理活动能及时提供满足老年人的各种需求和照顾，从而有助于老年人的健康发展。

（2）社会护理：老年护理的对象不仅包括老年病人，还应包括健康的老年人、老年人的家庭成员、家庭照料者。因此，老年护理必须兼顾到医院、家庭和人群，老年护理工作不仅仅是在病房，而且也应包括社区和全社会，从某种意义上讲，家庭和社会护理更有其重要性，因为不仅本人受益，还可大大减轻家庭和社会的负担。

（3）整体护理：因为老年人的健康受生理、心理、社会适应能力等方面因素的影响，尤其老年病人往往患有多种疾病且彼此相互影响，所以，护理人员必须树立系统化整体护理的理念，研究多种因素对老年人健康的影响，提供多层次、全方位的护理。一方面要求护理人员对病人全面负责，在护理工作中注重病人身心健康的统一，解决病人的整体健康问题；另一方面要求护理业务、护理管理、护理制度、护理科研和护理教育各个环节的整体配合，共同保证老年护理水平的整体提高。

（4）个体化护理：影响衰老和健康的因素错综复杂，衰老是全身性的、多方面的、复杂的退化过程，老化程度因人而异，因此，既要遵循一般性护理原则，又要注意因人施护，执行个体化护理的原则，做到有的放矢的护理。

（5）早期防护：衰老起于何时，尚无定论，又由于一些老年病发病演变时间长，如高脂血症、动脉粥样硬化、高血压、糖尿病、骨质疏松症等一般均起病于中青年时期，因此，一级预防应该及早进行，老年护理的实施应从中青年时期开始入手，进入老年期更加关注。要了解老年人常见病的病因、危险因素和保护因素，采取有效的预防措施，防止老年疾病的发生和发展。对于慢性病病人、残疾老年人，根据情况实施康复医疗和护理的开始时间也越早越好。

（6）持之以恒：随着衰老，加之老年疾病病程长、并发症及后遗症多，多数老年病人的生活自理能力下降，有的甚至出现严重的生理功能障碍，对护理工作有较大的依赖性，老年人需要连续性照顾，如医院外的预防性照顾、精神护理、家庭护理等。因此，开展长期护理是必

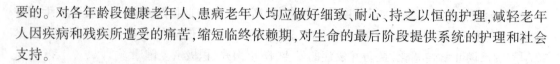

要的。对各年龄段健康老年人、患病老年人均应做好细致、耐心、持之以恒的护理,减轻老年人因疾病和残疾所遭受的痛苦,缩短临终依赖期,对生命的最后阶段提供系统的护理和社会支持。

三、老年护理的发展

老年护理学作为一门具有独立理论体系的综合性应用学科,它的发展大致经历了四个时期:①理论前期(1900—1955 年):这一时期没有任何理论作为执行护理业务活动的基础。②理论基础初期(1955—1965 年):老年护理的理论随着护理学专业理论和科学研究的发展也开始研究、建立、发展,出版了第一本老年护理教材。③推行老年人医疗保险福利制度后期(1965—1981 年):这一时期老年护理的专业活动与社会活动相结合。④全面发展和完善的时期(1985 年至今):老年护理学全面发展,形成了比较完善的老年护理学理论,用来指导护理实践。

（一）国外老年护理发展

1900 年在美国,老年护理作为一个独立的专业需要被确定下来,至 1966 年,美国已经形成了比较成熟的老年护理专业。1961 年美国护理协会设立老年护理专科小组。1966 年美国护理协会成立了"老年病护理分会",确立了老年护理专科委员会,老年护理真正成为护理学中一个独立的分支。1967 年美国护理协会规定从事老年护理执业者必须具备学士以上学历,社区执业护士要具备硕士以上的学历。1976 年美国护理学会提出发展老年护理学,关注老年人对现存的和潜在的健康问题的反应,从护理的角度和范畴执行业务活动,老年护理教育从此显示出其完整的专业化发展历程。据当时美国高等教育老年学会的调查,美国有1275 所大学、学院和社区学校开设了与老年学相关的课程,到 20 世纪 80 年代中期,有 13 万美国人接受过正规老年学教育或培训,已形成了学士、硕士、博士等多层次老年护理人才梯队。1993 年,美国护士就已经可以参加证书考试以取得特殊的老年护理的执业执照。对这一考试的要求包括现有的注册护士的执照和 2 年从事老年护理工作的经验。

自 20 世纪 70 年代以来,美国老年护理教育得以发展,特别是开展了老年护理实践的高等教育和训练。如培养高级执业护士(advanced practice nurses,APNs),要求具备熟练的专门知识和护理专业硕士研究生或以上学历,经过认证,能够以整体的方式处理老年人常见的复杂照护问题。美国老年护理的发展,对世界各国老年护理的发展起到了积极的推动作用。

（二）中国老年护理的发展

1. 老年医学及老年护理的发展　据记载,我国老年医疗、强身、养生活动已有 3000 多年历史,作为现代科学的中国老年学与老年医学的研究开始于 20 世纪 50 年代中期,比起国际老年学发展,我国起步并不算晚,但此后不久的十年浩劫使刚刚萌芽的幼苗被扼杀,直到1977 年拨乱反正后,才得以新生。我国老年护理学长期以来被划入成人护理学范围,发展较慢。20 世纪 80 年代以来,我国政府对老年工作十分重视,成立了中国老龄问题委员会,建立了老年学和老年医学研究机构,促进了我国老年学的发展,老年护理也随之得到了发展。中国老年护理体系的雏形是医院的老年人护理,如综合性医院设的老年病科,主要以系统划分病区,按专科管理病人。20 世纪 80 年代中期,在一些大城市设立老年病专科医院与老年病门诊,按病情的不同阶段进行有针对性的护理:①急性期:主要加强治疗护理。②恢复期:主要加强康复护理。③慢性期:主要加强生活护理。④终末期:主要实施以心理护理及家属护理为主的临终关怀。截至 2000 年,我国有条件的大城市设立了老年病医院、老年人护理院或老年医疗康复中心,地(市)、县(市)医院设老年病门诊或老年病专科门诊,街道和乡镇设老年病门诊或老年医疗站,广泛建立了老年家庭病床,送医上门。《中国护理事业"十二五"发展规划纲要》中指出:到2015年将通过开展试点,探索建立针对老年、慢性病、临终关怀病人的长期医疗护理服务模式,发展老年护理、临终关怀等服务,扩大护理服务领域,加快护理产业发展。"十二五"期间,卫生计生委开展长期护理服务模式试点项目,在全国范围内选择10个城市开展"以机构为支撑、居家为基础、社区为依托"的长期护理服务模式试点项目,为符合条件的慢性病病人、老年病人、长期护理和康复期病人提供专业的居家护理服务。

2. 老年护理教育的发展 20世纪90年代,我国老年护理教育发展迅速,有关老年护理的专著、教材、科普读物相继出版,有的护理院校已经开设老年护理专业,国际间的老年护理方面的学术交流逐步开展。但与发达国家相比,我国的老年护理教育明显滞后。按照国际标准推测,我国共需要养老护理员1000万人,而目前养老服务队伍不足30万人,且拿到职业资格证的只有10%左右。据各地调查,老年护理从业人员普遍存在着人数偏少、年龄偏大、职称偏低、专业知识和技能亟须提高及单位对老年专科护士重视不足等问题,且都是由普通护士转型而来,或由没有经过专门老年护理教育培训、没有护士资质的护工承担,很难达到老年专业护理宗旨和要求。老年护理的发展应及时适应新时期的变化,重视老年护理教育和专业老年护理人员的培养,借鉴国外的先进老年护理经验,构建具有中国特色的老年护理理论与实践体系,不断推进我国老年护理事业的发展。

(三)老年护理学的发展趋势

1. 老年护理学的发展会逐步引起人们观念的转变,加深对老年护理的必要性、特殊性及专业性的认识。

2. 老年护理人员具有角色功能 老年护理人员除了自身的专业角色之外,有时还要承担健康保健人员、教师、训练者、研究者甚至是社会活动者等角色,以最大限度地满足老年人的需要。服务对象也由过去的老年人群扩展为老年人及其主要照顾者,承担主要照顾者的咨询和教育,研究他们的压力和需要等。

3. 学科间的合作加强 老年护理作为一个专业领域,正在逐步向各专科领域渗透。老年护理学将是多门领域之间的结构重组。老年护理人员除了强调自己的专业之外,还要学会与其他学科的合作,为老年人提供更优质的护理。

4. 随着老年护理学的发展,研究内容由注重延长生命到注重提高生命的质量,在传统养老观念的基础上新的护理观念已逐步形成(表1-3)。

表1-3 老年护理学的发展趋势

项目	传统观念	新观念
护理观念	不需要护理知识、技能	强调专业性、技能性
指导理论	护理(弥补缺失)全方位满足老年人的需要(需要理论)	自理理论(强调现有能力)、活跃理论、持续理论、社会环境适应理论
研究的内容	注重延长生命	注重老年人的精神、心理健康,兼顾生命质量
角色	单一(护理)多学科合作	多元化(照顾者、执业人员、教师或训练者研究者,甚至是社会活动者、政治上的活动者、咨询者和教育者)
对象	老年人	老年人及照顾者,强调个案和家庭的照顾

续表

项目	传统观念	新观念
服务提供者	单一(护士或护理员)	团队(医生、精神心理、社会工作者、理疗师等)
部门	单一(护理)	学科合作
专业要求	无	有
专业教育	无	有(多层次)

四、老年护理从业人员的素质要求

老年人具有特殊的生理心理特点,因此,对从事老年护理工作的人员也提出了更高的要求。

（一）职业素质

1. 高度的责任心、爱心、细心、耐心与奉献精神 这是护理人员需具备的最重要的素质。每个人都有被尊重的需要,老年人更是如此。不论在任何情况下,护理人员都必须关心、理解、尊重老年人,不使老年人处于尴尬、难堪的境地。如礼貌的称谓、关切的目光、耐心的倾听,努力为老年人提供最佳护理服务。老年人一生操劳,对社会作出了很大的贡献,理应受到社会的尊重和敬爱,医护人员必须为他们争取各种权利。

老年人由于体力衰弱,多患有一种或多种疾病,而且心理状态极易受到各种因素影响,因此有更多的健康问题和需求,对护理人员有较大的依赖性,增加了老年护理的复杂性和难度。所以老年护理人员要以高度的责任感关注老年人,研究老年人群的特点,无论职位高低、病情轻重、贫富贵贱、远近亲疏、自我护理能力强弱,均应一视同仁,以足够的爱心、细心和耐心,全身心地为老年人提供个性化的最佳护理服务。

2. "慎独" 护理老年病人要严肃认真,一丝不苟,严格履行岗位职责,认真恪守"慎独"精神,无论病人处于昏迷还是清醒状态,是否患有老年痴呆症或精神疾患均应自觉地对老年人的健康负责,都要忠实于老年病人的健康利益。

3. 良好的沟通技巧和团队合作精神 由于老年人身心特点的复杂性和特殊性,使老年护理的开展需要多学科的合作,需要老年人及其照顾者的配合。因此,护理人员必须具备良好的沟通技巧和团队合作精神,促进专业人员、老年人及其照顾者之间的沟通与交流,及时发现并解决问题,促进老年人的康复。

（二）业务素质

老年护理是一门具有挑战性的专业。老年人全身各系统器官的功能衰退,身患多种疾病。因此,老年护理人员要全面掌握医疗护理专业知识,并能融会贯通,全系统、全方位地考虑问题,处理问题,同时还要精通老年护理所需要的心理学、伦理学、健康教育、人际沟通、法律法规等人文学科方面的知识,从而构建老年护理的"T"型知识结构,这样才能有重点地分析和解决老年人的健康问题,帮助老年人实现健康方面的需求。

（三）能力素质

具备准确、敏锐的观察能力、正确的判断能力、较强的分析问题和解决问题的能力、预见能力、激发老年人自我护理的能力等,是对老年护理人员的能力素质要求。老年护理不仅仅是在医院中,更多的是在社区和家庭中进行。因此,护理人员能较强地独立的分析和解决老年人的健康问题。由于老年人的机体代偿能力相对较差,健康状况容易发生变化,因而要求护理人员应具备准确、敏锐的观察能力、正确的判断能力,及时发现老年人的健康问题与各种细微的变化,有预见性地采取有效措施,满足老年人的健康需求。传统观念认为老年护理是尽善尽美地服侍老年人直至死亡,随着老年护理的发展,人们认为老年护理的实施能重新燃起老年人对生活的热爱,最大限度地激发老年人的独立生活能力,帮助老年人树立独立生活的信心,能够自我护理,从而重返家庭和社会,最大限度地提升老年人的生活和生命质量。

(张小燕)

 思考题

1. 孙爷爷,74 岁。患有脑出血后遗症,视力较差,性格内向,去年老伴儿去世,现入住一家养老院,需要接受长期的护理照顾服务。

请问:

(1)针对孙爷爷的情况,应制订哪些护理目标?

(2)护理人员为孙爷爷提供老年护理服务时,应遵循哪些护理原则?

2. 翟大妈,70 岁。患有骨关节病且视力较差,老年病科护士护送其到放射科行胸片检查。翟大妈执意自己行走,不要拐杖,也不需要任何人搀扶,当走到病区大厅时,因维修工人正在施工,将一把梯子靠在了右侧拐角处的墙上。该护士刚好走在翟大妈的右侧后面,没有注意周围的环境。翟大妈在转弯时被梯子绊倒并摔断了腕骨。

请问:

(1)为了吸取教训,全面满足老年人的各种需求,老年护理从业人员应具备哪些素质?

(2)老年护理人员的多元化角色应体现在哪些方面?

第二章 老年人的健康评估

学习目标

1. 具有尊重老年人并保护其隐私的意识;科学的评判思维能力。
2. 掌握老年人健康评估的原则与注意事项;身体评估和功能状态评估的方法;生活质量的内涵。
3. 熟悉健康史的内容和辅助检查结果判断;情绪与情感的评估;社会健康的评估;生活质量的综合评估。
4. 了解老年人认知及人格的评估。
5. 学会正确运用沟通技巧收集健康资料;熟练掌握运用评估表评估老年人的功能状态、心理健康、社会健康及生活质量。

工作情景与任务

导入情景:

李大爷,70岁,小学文化。老伴儿一年前已去世,唯一的儿子因为工作原因长期住在外地。李大爷由于腿疾很少下楼活动,半年来体力逐渐变差,穿脱衣服均需要保姆协助,不能自行洗浴。近来因头痛、头晕、胸闷、血压升高入院。入院后李大爷情绪低落,失眠,有时想哭。

工作任务:
1. 全面评估李大爷的健康状况。
2. 正确评估李大爷的功能状态。

健康评估是系统地、有计划地收集评估对象的健康资料,并对资料的价值进行判断的过程。老年人由于机体老化和慢性病的影响,其感觉功能缺损,认知功能减退,接收信息和人际沟通的能力下降,使得老年人的健康评估有别于成年人。所以,在评估过程中要正确运用语言和非语言的沟通技巧,通过观察、交谈、体格检查等方法,客观准确地评估老年人的健康状况、功能状态及生活质量。

第一节 概　述

对老年人进行健康评估时,要结合老年人的身心变化的特点,有针对性的、个体化的全面系统地评估。

一、老年人健康评估的原则

护士对老年人进行健康评估时,应根据老年人机体老化及各种慢性疾病患病率高的特点,遵循以下评估原则:

(一)了解老年人身心变化特点

随着年龄增长,老年人机体发生分子、细胞、器官和全身的各种退行性变化,属于生理性改变;也可以因为各种病因导致的老年性疾病引起变化,属于病理性改变。护士应认真实施健康评估,确定与年龄相关的正常改变,区分正常老化和异常老化,采取适宜的措施予以干预。老年人心理变化个体差异很大,主要的变化有反应变慢、记忆力下降、任性、易焦虑、烦躁、怀旧等。

(二)正确解读实验室检查结果

老年人实验室检查结果的异常有三种可能:①由于疾病引起的异常改变。②正常的老年期变化。③受老年人服用的某些药物的影响。护理人员应通过长期观察和反复检查,结合病情变化,确认实验室检查结果的异常是生理性老化,还是病理性改变所致,避免延误诊断和治疗。

(三)注意疾病非典型性表现

老年人感受性降低,加之常并发多种疾病,因而发病后常没有典型的症状和体征,给老年人疾病的诊治带来一定的难度,容易出现漏诊、误诊。因此,对于老年人的健康评估要重视客观检查,尤其是生命体征的评估。

二、老年人健康评估的注意事项

老年人常伴有感觉功能下降,特别是高龄老年人还会伴有脑血管硬化而造成记忆力和理解力障碍。这就要求护理人员在进行健康评估时应特别注意:

(一)提供安静的舒适环境

老年人的感觉功能下降,血液循环缓慢、代谢率及体温调节功能降低,容易受凉感冒,所以体检时应注意调节室内温度,以 22 ~ 24℃ 为宜。老年人视、听能力减退,评估应在采光较好的条件下进行,一般选择 30cm 左右的距离,并与老年人对面而坐,这样不但能给老年人一种安全感,还可以让老年人容易看清护士的口型和面部表情,增加获取的信息量。老年人的听力减退,注意力不容易集中,评估时应选择安静的环境,避免外界干扰。有视听障碍的老年人,可以协助佩戴眼镜和助听器。

(二)安排合理的评估时间

老年人由于感官的退化,反应较慢,行动迟缓,思维能力下降,评估一般需要较长的时间。同时,老年人往往多种慢性疾病共存,容易感到疲劳,护理人员应根据老年人的具体情况分次进行健康评估,让其有充足的时间回忆过去发生的事件,这样既可以避免老年人疲惫,又能获得详尽的健康资料。

(三)运用恰当的沟通技巧

老年人由于生理功能的衰退,感觉功能的缺损以及认知功能的改变,造成接受信息和沟通的能力均有所下降,护理人员在对老年人进行评估时,应注意正确应用语言性和非语言性的沟通技巧。与老年人沟通时,要有尊老敬老的态度,与老年人打招呼切忌直呼床号或姓名,称谓要恰当,采用关心、体贴的语气提出问题,提问时语速减慢,语音清晰,问题直接而简单,并适时注意停顿和重复,必要时可将重要事项写在纸上,让老年人随时参考。提出问题后,应有足够的时间让老年人思考、回忆,注意耐心启发。注意观察老年人的表情、坐姿、手势等非语言性信息,以便收集到完整而准确的资料。适当运用耐心倾听、触摸、拉近空间距离等非语言交流技巧。

（四）选择合适的体位、方法

对老年人进行躯体评估时,应根据评估的要求,选择合适的体位,重点检查易发生皮损的部位。对有移动障碍的老年人,可取适合的体位。检查口腔和耳部时,要取下义齿和助听器。有些老年人部分触觉功能消失,需要较强的刺激才能引出。在进行感知觉检查,特别是痛觉和温度觉检查时,注意不要损伤老年人。

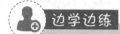

边学边练

实践1 老年人健康评估的
方法与技巧

第二节 老年人躯体健康的评估

老年人躯体健康评估的内容主要包括健康史采集、身体评估、功能状态评估和辅助检查4个方面。其方法同一般病人的评估,但也有其特殊性。

一、健康史的采集

健康史是关于老年人目前与既往的健康状况、影响因素以及老年人对自己健康状况的认识和反应等方面的主观资料。

（一）基本情况

包括老年人的一般资料,如姓名、性别、年龄、婚姻状况、民族、职业、籍贯、文化程度、宗教信仰、医疗费用支付方式、入院及记录日期等。

（二）健康状况

1. 既往健康状况 既往疾病、手术、外伤史,食物、药物过敏史,药物使用情况,参与日常生活活动和社会活动的能力。

2. 目前健康状况 目前有无急慢性疾病,患病时间与起病情况,主要症状特点及演变情况,伴随症状,诊疗及护理经过,病后对日常生活活动能力和社会活动的影响。

二、身体评估

一般认为,老年人应 1～2 年进行一次全面的健康检查。检查时按要求让老年人取坐位或半坐位,常用的方法包括视诊、触诊、叩诊、听诊。评估内容如下:

（一）全身状态

1. 体位、步态 疾病常可使体位发生改变,如老年心、肺功能不全者,常取强迫坐位。异常步态对疾病诊断有一定帮助,如慌张步态常见于帕金森病,醉酒步态常见于小脑病变等。

2. 营养状态 评估老年人每日活动量、饮食状况以及有无饮食限制,测量身高、体重。正常人从 50 岁开始身高逐渐缩短,男性平均缩短 2.9cm,女性平均缩短 4.9cm。由于肌肉和脂肪组织的减少,80～90 岁的老年人体重会明显减轻。

3. 生命体征

（1）体温：老年人基础体温较成年人低，70 岁以上的老年人感染常无发热的表现。如果午后体温比清晨高 1℃ 以上，应视为发热。

（2）脉搏：老年人脉率接近正常成年人，测量脉搏的时间不应少于 30 秒，注意不规则性。

（3）呼吸：老年人正常呼吸频率一般为 16～25 次/分。如老年人呼吸 >25 次/分，可能是下呼吸道感染、充血性心力衰竭或其他病变的信号。

（4）血压：血压增高和直立性低血压在老年人中较为常见。平卧 10 分钟后测定血压，再于直立 1、3、5 分钟后各测定血压一次，如直立时任何一次收缩压比卧位降低 ≥20mmHg 或舒张压降低 ≥10mmHg，即可诊断为直立性低血压。

4. 意识状态、智力　意识状态可反映老年人对周围环境的认识和对自身所处状态的识别能力，有助于判断有无颅内病变及代谢性疾病。通过评估老年人的记忆力和定向力，有助于早期痴呆的诊断。

（二）皮肤

老年人因弹性纤维组织丧失，皱纹增加，出现老年斑，为边缘清楚的圆形或椭圆形稍隆起似扁豆或蚕豆大小的淡色或黑色疣状物，通常见于脸部、手背、前臂、小腿、足背等处。由于汗腺、皮脂腺的萎缩和分泌减少，表皮粗糙而干燥。评估老年人皮肤时，应注意其颜色、温度、湿度、完整性与特殊感觉，有无癌前病变。卧床不起的老年人全面检查易发生破损的部位，观察有无压疮发生。

（三）头面部与颈部

1. 头面部

（1）毛发：随着年龄的增长，头发逐渐变白，发丝变细，头发稀疏，并有脱发。

（2）眼睛和视力：由于老年人眼窝内的脂肪减少，眼球凹陷、眼睑下垂；瞳孔直径缩小，反应变慢；泪腺分泌减少，易出现眼干；角膜周围有类脂质沉积，出现灰白色云翳；晶状体弹性变差，睫状肌肌力减弱，眼的调节能力逐渐下降，迅速调节远、近视力的功能下降，出现老视眼；老年人因瞳孔缩小、视网膜视紫质的再生能力减退，使其区分色彩、暗适应的能力有不同程度的衰退和障碍。常见异常病变可有白内障、斑点退化、眼压增高或青光眼、眼底血管压迹等。

（3）耳：外耳检查可发现老年人的耳郭增大，皮肤干燥，弹性减弱，耳垢干燥。听力随着年龄的增加逐渐减退，对高音量或噪声易产生焦虑，常有耳鸣，特别在安静的环境下明显。检查耳部时，应注意取下助听器，可通过询问、控制音量、手表的滴答声以及耳语等方法来检查听力。

（4）鼻部：鼻腔黏膜萎缩变薄，分泌减少，变得干燥，嗅觉减退。

（5）口腔：由于毛细血管血流减少，老年人唇周失去红色，口腔黏膜及牙龈显得苍白；唾液分泌减少，使口腔黏膜干燥；味蕾的退化和唾液的减少使味觉减低。老年人多有牙齿缺失，常有义齿、牙齿颜色发黄、变黑等表现，评估口腔时，应检查齿龈有无出血或肿胀、牙齿有无松动和断裂、有无经久不愈的黏膜白斑和癌变的体征。

2. 颈部　老年人颈部与成年人相比无明显改变。颈部强直，可见于脑膜受刺激，也可见于痴呆、脑血管病、颈椎病、颈部肌肉损伤和帕金森病病人，应引起重视。颈部评估时应注意颈部和锁骨上有无淋巴结肿大。

（四）胸部

1. 乳房　随年龄的增长，女性乳房变得下垂或平坦，乳腺组织减少，如发现肿块，要注意排除癌变。男性如有乳房发育，常常由体内激素改变或药物的副作用所致。

2. 胸、肺部　胸廓前后径增大、横径缩小，肋间肌萎缩，胸壁硬化，可呈桶状胸改变，胸腔扩张受限，呼吸音强度减弱。由于生理性无效腔增多，肺部叩诊常呈过清音。

3. 心脏　老年人因驼背或脊柱侧弯引起心脏下移，可使心尖搏动出现在锁骨中线旁。胸廓坚硬，使心尖搏动幅度减小；听诊心音减弱；静息时心率常变慢；听诊时可闻及杂音。

（五）腹部

应注意评估腹部外形、有无压痛、肿块、肠鸣音等。老年肥胖者常常会掩盖一些腹部体征，消瘦者因腹壁变薄松弛，腹膜炎时也不易产生腹壁紧张，而肠梗阻时则易出现腹部膨胀。由于肺气肿、膈肌下降致肋缘下可触及肝脏。听诊可闻及肠鸣音减弱。

（六）泌尿生殖系统

老年女性随着增龄，其外阴逐渐萎缩，阴道的自净作用减弱甚至消失，阴道防御功能减弱，易患老年性阴道炎。老年人膀胱容量减少，很难触诊到膨胀的膀胱。男性应认真检查前列腺是否有炎症、增生。

（七）脊柱与四肢

老年人肌张力下降，关节活动受限，导致颈部脊柱和头部前倾，椎间盘退行性改变使脊柱后凸。评估四肢时，应检查各关节及其活动范围、水肿及动脉搏动情况，注意有无疼痛、畸形、运动障碍。下肢皮肤溃疡、足冷痛、坏疽以及脚趾循环不良等，常提示下肢动脉供血不足。

（八）神经系统

随着年龄的增长，神经的传导速度变慢，对刺激反应的时间延长，且感觉敏感性下降。老年人精神活动能力下降，如记忆力减退、易疲劳、注意力不易集中，反应变慢，动作不协调，生理睡眠缩短。应检查手足的细触觉、针刺觉、位置觉、深浅反射及各种精细动作等。

三、功能状态的评估

功能状态主要指老年人处理日常生活的能力，其完好与否影响着老年人的生活质量。评估老年人功能状态，有助于了解老年人生活起居、判断功能缺失，并以此作为制订护理措施的依据，从而提高老年人生活的独立性，达到提高生活质量的目的。

（一）评估内容

老年人的功能状态受年龄、视力、躯体疾病、运动功能、情绪等因素的影响。因此，对老年人的评估要全面结合生理健康、心理健康及社会健康状态进行评估。功能状态的评估内容包括基础日常生活能力、功能性日常生活能力和高级日常生活能力这三个方面。

1. 基础日常生活能力（basic activities of daily living, BADL）　老年人最基本的自理能力，是自我照顾和从事每天必需的日常生活的能力。如衣（穿脱衣、鞋、帽，修饰打扮）、食（进食）、行（行走、变换体位、上下楼）、个人卫生（洗漱、沐浴、如厕，控制大小便），这一层次的功能受限，将影响老年人基本生活需要的满足。所以，基础日常生活能力不仅是评估老年人功能状态的指标，也是评估老年人是否需要补偿服务或评估老年人残疾率的指标。

2. 功能性日常生活能力（instrumental activities of daily living, IADL）　也称独居生活能力，是指个体单独生活需要的一些基本能力或要素。其内容主要包括整理家务、准备饮食、服用药物、处理钱财、外出购物、使用电话和大众交通工具、持家能力等,这一层次的功能提示老年人是否能够独立生活并具备良好的日常生活功能。

3. 高级日常生活能力(advanced activities of daily living, AADL) 反映老年人的智能能动性和社会角色功能。随着老年期生理变化或疾病的困扰,这种能力可能会逐渐丧失。高级日常生活能力的缺失,要比基础日常生活能力和功能性日常生活能力的缺失出现得早,一旦出现,就预示着更严重的功能下降。若发现老年人有高级日常生活能力的下降,就需要作进一步的功能性评估,包括日常生活能力和功能性日常生活能力的评估。

(二)评估工具

在医院、社区、康复中心等开展老年护理时,有多种标准化的评估量表可供护理人员使用。其中应用较多的工具为Katz日常生活功能指数评价量表和Lawton功能性日常生活能力量表。

1. Katz日常生活功能指数评价量表 通过观察,确定洗澡、更衣、如厕、移动、控制大小便、进食等6个日常生活功能评分。总分值和活动范围与认知功能相关。此表可用作自评或他评,以决定老年人各项功能完成的独立程度。也可用于测量评价慢性疾病的严重程度、治疗效果以及预测某疾病的发展。该量表细致、简明易懂、具体、便于询问、易记录和统计、易判断,所以,非专业人员也可使用(附录 量表1)。

2. Lawton功能性日常生活能力量表 主要用于评定被测者的功能性日常生活能力,通过与被测者、家属或照顾者等知情人的交谈或被测者自填问卷,对7个方面的功能性日常生活能力评分(附录 量表2)。

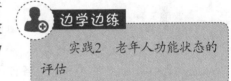

边学边练

实践2 老年人功能状态的评估

四、辅助检查

辅助检查可帮助判断老年人机体功能是否正常,是诊断老年疾病的重要依据。

(一)实验室检查

1. 常规检查

(1)血常规:老年人红细胞、血红蛋白、红细胞比积有所降低,老年期较成年期低10%左右,但仍在成年人的正常范围内。成年的红细胞、血红蛋白有性别差异,到高龄时,性别差异消失。白细胞、血小板计数无增龄性变化。

(2)尿常规:老年人尿蛋白、尿胆原与成年人之间无明显差异。老年人糖尿病发生率较高以及部分老年人肾糖阈降低,使得老年人糖尿的发生率较高。老年人泌尿系统的防御功能下降,尿中白细胞出现比例升高。尿沉渣中的白细胞>20个/HP才有病理意义。

(3)血沉:在健康老年人中,血沉变化范围很大。一般血沉在30~40mm/h之间无病理意义。如血沉超过65mm/h应考虑感染、肿瘤及结缔组织病等。

2. 生化检查

(1)电解质:血清钾、血清钠、血清氯与成人比较无差异。但老年男性血清钙随年龄而降低,女性则升高。

(2)血脂:老年人应常规检查血脂。其中胆固醇、甘油三酯升高。

(3)血糖:空腹血糖随年龄增加而升高。而糖耐量则随年龄升高而下降。多数老年糖尿病病人以餐后血糖升高为主,而空腹血糖正常或正常高限。所以,为老年人检查血糖时,不仅要检查空腹血糖,还要检查餐后血糖。

3. 功能检查

（1）肝功能：老年人肝脏合成蛋白的功能下降，导致血清白蛋白减少；肝脏合成酶的功能下降，导致其解毒功能减退，所以老年人易发生药物不良反应和肝功能损伤。

（2）肾功能：老年人肾功能随年龄升高而下降。其中，肾小球滤过率下降，导致血尿素氮（BUN）、血肌酐（Cr）升高。血尿酸升高不明显。肾小管产生氨的能力减退，处理酸碱能力下降，所以老年人易引起水、电解质和酸碱平衡紊乱。

（3）肺功能：老年人肺泡数目减少，肺组织弹性下降，导致肺不能有效扩张，从而造成肺通气不足。肺泡表面面积减少，肺泡灌注量下降，肺泡与气体交换能力下降。老年人动脉氧分压低值为 70mmHg，低于此值为异常。二氧化碳分压（$PaCO_2$）、碳酸氢根离子（HCO_3^-）、pH 无增龄性变化。

（4）内分泌功能：①甲状腺功能：老年人甲状腺功能减退，基础代谢率（BMR）及 ^{131}I 摄取率检查下降。②性腺功能：女性绝经期后，雌激素水平下降，使其骨质丧失和动脉硬化的速度加快。③垂体功能：抗利尿激素分泌改变，易引起直立性低血压和体液平衡失调。

（二）心电图检查

老年人的心电图有轻度非特异性改变。①P 波轻度平坦。②T 波变平。③P-R 间期延长。④ST-T 非特异性改变。⑤电轴左偏倾向和低电压。

第三节　老年人心理健康的评估

进入老年期后，在面对和适应各种压力事件的过程中，老年人常会出现一些特殊的心理活动。老年人的心理状况直接影响其健康长寿、老化过程、老年病的治疗和预后。正确评估老年人的心理健康状况有助于维护和促进老年人的身心健康。临床常用访谈、观察、心理测验等方法从认知、情绪与情感、压力与应对、人格等方面对老年人的心理状态进行评估。

一、认知状态评估

认知是人们认识、理解、判断、推理事物的过程，通过语言和行为表现出来，反映了个体的思维能力。认知功能对老年人是否能够独立生活以及保持良好生活质量起着重要的影响作用。老年人认知的评估主要包括思维能力、语言能力、定向力三个方面。

常用评定老年人认知状态的量表有简易智能量表和简易操作智力状态问卷。

（一）简易智能量表（MMSE）

主要用于筛查有认知缺损的老年人，适合于社区和基层人群调查。该量表评估范围包括时间定向、地点定向、语言即刻记忆、注意力和计算力、短期记忆、物体命名、语言重复、阅读理解、语言理解、语言表达、绘图等 11 个方面，19 项内容，30 个小项（附录　量表3）。

（二）简易操作智力状态问卷（SPMSQ）

评估内容包括短期记忆、长期记忆、定向力、注意力，评估时需要结合被测试者的教育背景作出判断，适合用于评定老年人认知状态改变的前后比较（附录　量表4）。

二、情绪与情感评估

情绪与情感直接反映人们的需求是否得到满足，是身心健康的重要标志。老年人可以出现任何情绪变化，但以焦虑、抑郁最为常见。

（一）焦虑

焦虑是人们预期将要发生危险或不良后果时所表现出的紧张、恐惧和担忧等综合性情绪。常用的评估方法有：

1. 交谈与观察　询问、观察老年人有无焦虑的症状。

2. 心理测验　常用心理测验量表来评估。常用评估焦虑的量表有汉密顿焦虑量表、状态-特质焦虑问卷。

（1）汉密顿焦虑量表（HAMA）：是一个广泛用于评定焦虑严重程度的他评量表。该量表包括14个条目，分为精神性和躯体性两大类，各由7个条目组成。前者为1~6项，第14项；后者为7~13项（附录　量表5）。

（2）状态-特质焦虑问卷：是自我评价问卷，能直观地反映被测者的主观感受。该量表包括40个条目，第1~20项评价焦虑状态，21~40项评价焦虑特质（附录　量表6）。

3. 焦虑可视化标尺技术　请被评估者在可视化标尺相应位点上标明其焦虑程度（图2-1）。

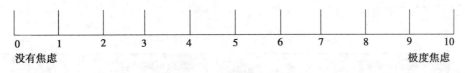

图2-1　焦虑可视化标尺技术

（二）抑郁

抑郁是个体失去某种其重视或追求的东西时产生的态度体验。情绪低落是抑郁的显著特征，常伴有失眠、悲哀、自责、性欲减退等表现，严重者可出现自杀行为。常用的评估方法有：

1. 交谈与观察　通过询问、观察，综合判断老年人有无抑郁情绪存在。

2. 心理测验　汉密顿抑郁量表、流行病学调查用抑郁自评量表、老年抑郁量表是临床上应用简便并且已被广泛接受的量表。

（1）汉密顿抑郁量表（HAMD）：是临床上评定抑郁状态时应用最普遍的量表。汉密顿抑郁量表经多次修订，版本有17、21和24项三种。本书所列为24项版本（附录　量表7）。

（2）流行病学调查用抑郁自评量表（CES-D）：该量表简便、易懂，更着重于个体的情绪体验。主要用于流行病学调查，以筛查出有抑郁症状的对象。该量表共20项，反映了抑郁症状的六个侧面：抑郁心情、罪恶感和无价值感、无助和无望感、精神运动性迟滞、食欲丧失、睡眠障碍（附录　量表8）。

（3）老年抑郁量表（GDS）：是专用于老年人的抑郁筛查量表。该量表共30个条目，包含以下症状：情绪低落、活动减少、易激惹、退缩、痛苦的想法、对过去、现在与将来的消极评价（附录　量表9）。

3. 抑郁可视化标尺技术　请被评估者在可视化标尺相应位点上标明其抑郁程度。

三、压力与应对评估

压力是21世纪危害健康的主要因素之一，许多研究显示，压力与疾病的发生有显著的相关性。

（一）概述

压力又称应激或紧张，是机体对内外环境的刺激所做出的一种非特异性反应，是机体对刺激的反应性状态，而不是刺激本身。过强的压力可对机体造成损害。

压力源又称应激源，是指使机体产生压力反应的所有刺激因素，包括生理性、心理性、环境性及社会文化因素等4类。

压力应对是指个体处理压力的认知和行为措施。个体应对压力的有效性受很多因素的影响，包括压力源的数量、强度、持续时间、个体的性别、年龄、文化、职业、社会支持、经济资源等。

进入老年期后，老年人的应激能力下降，各种应激事件增多，例如退休、社会角色的改变、丧偶、亲友去世、慢性疾病折磨、经济状况的改变等，这些压力源的刺激，加上不恰当的应对方式，将使老年人的身心健康受到威胁。

（二）评估方法

1. 交谈法　重点了解老年人面临的压力源、压力感知、压力应对方式及压力缓解情况。交谈时评估者可提出的问题（表2-1）。

表2-1　压力及压力应对评估交谈的主要内容

压力与压力应对	具体询问内容
压力源	1. 目前让感到压力的事件有哪些？
	2. 日常生活中您感到有压力的事件有哪些？
	3. 近来您的生活有哪些改变？
	4. 疾病或住院给您带来的压力大小如何？
	5. 您所处的环境是否让您紧张或烦恼？
	6. 您与家人的关系如何？
	7. 您是否感到工作压力很大？您的经济状况如何？
压力应对方式	1. 通常情况下您减轻压力的措施有哪些？
	2. 过去碰到类似情况，您的应对办法及效果？
	3. 当您遇到困难时，您的家人、亲友和同事谁能帮助您？

2. 观察法　观察老年人的压力反应，如有无失眠、头痛、疲乏、厌食、胃痛等生理反应；有无焦虑、恐惧等情绪反应；有无记忆力下降、思维迟钝等认知反应；有无逃避、依赖、酗酒、自杀等行为反应。

3. 问卷评估　常用量表是住院病人压力评定表，用于测评住院病人在住院期间可能经历的压力。该量表专为住院病人设计，共收集50项住院病人压力因素，并用权重表明各因素影响力大小，既可评估压力源，又可明确压力源的性质和影响力。

四、人格的评估

老年人的人格与增龄无关，总体是稳定而连续的，在进入老年期的过程中，由于老年人的欲望和需求逐渐减少、动机和精神衰退，常表现为退缩、孤独、内向和情绪波动。人格在个体之间有明显的区别，但老年人的人格变化有一些特点，如自我为中心、性格内向、适应能力

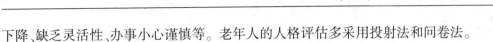

下降、缺乏灵活性、办事小心谨慎等。老年人的人格评估多采用投射法和问卷法。

第四节 老年人社会健康的评估

社会健康评估即对老年人的社会健康状况和社会功能进行评定。良好的家庭和社会支持以及正常的社会接触，是老年人健康的重要组成部分。所以，完整的健康评估其内容应包括社会健康评估。评估的方法有交谈、观察、量表评定，如果进行环境评估，还应进行实地观察和抽样检查等。评估的具体内容包括角色功能、家庭状况、所处环境、文化背景等方面。

一、角色功能评估

评估老年人的角色功能，目的是明确老年人对角色的感知、对承担的角色是否满意、有无角色适应不良，以便及时采取干预措施，避免角色功能障碍对老年人的生理和心理造成不良影响。

（一）角色的内涵

1. 角色 角色又称社会角色，是社会对个体或群体在特定场合下职能的划分，代表了个体或群体在社会中的地位以及社会期望表现出的符合其地位的行为。老年人一生中经历了多重角色的转变，从婴儿到青年、中年到老年；从学生到走上工作岗位直到退休；从子女到父母亲直到祖父母等，适应对其角色功能起着相当重要的作用。

2. 角色功能 指从事正常角色活动的能力，包括正式的工作、社会活动、家务活动等。老年人由于老化及某些功能的退化而使这种能力下降。老年个体对角色的适应与年龄、性别、环境、家庭背景、社会地位、经济状况等因素有关。

（二）角色功能的评估

老年人角色功能的评估，主要通过交谈、观察两种方法收集资料。通过交谈了解老年人在家庭、工作和社会生活中所承担的角色、对角色的感知与满意情况。通过观察了解老年人有无角色适应不良的心理、生理反应。交谈的主要内容见表2-2。

表2-2 老年人角色评估交谈的主要内容

项目	内容
角色数量	您过去从事何种职业，担任何种职务，目前在家里、单位、社会上您承担的角色与任务有哪些？
角色感知	您是否清楚所承担角色的权利与义务，觉得自己所承担的角色数量与责任是否合适？
角色满意度	询问老年人对自己的角色是否满意，与自己的角色期望是否相符。
角色紧张	询问老年人有无角色紧张的心理、生理表现，如头痛、头晕、睡眠障碍、紧张、易激惹、抑郁、忽略自己和疾病等。

二、家庭评估

家庭是建立在婚姻、血缘或收养关系基础上，密切合作、共同生活的小型群体。老年人由于退休、疾病或其他情况，使其失去了较广的社会生活环境，功能状况又妨碍老年人参加社会活动，以致家庭成为许多老年人主要或唯一的生活场所，故家庭生活环境成为影响老年人心理再适应和健康的重要因素。家庭评估的目的是了解老年人家庭对其健康的影响,以便制订有益于老年人疾病恢复和健康促进的护理措施。

(一)家庭评估的内容

1. 家庭成员基本资料 主要包括老年人家庭成员的姓名、性别、年龄、受教育程度、职业及健康状况。

2. 家庭结构 主要指家庭组成的类型及家庭各成员之间的关系。

(1)家庭类型:家庭结构类型可分为核心家庭、传统家庭、单亲家庭、重组家庭、丁克家庭等。我国传统的家庭结构是以传统大家庭为主要结构的形式,老年人在家庭中的地位较高,在这种类型家庭里的老年人精神较为充实。随着社会的发展,核心型家庭所占比例逐渐增大,在这类家庭中人少力单使老年人的孤独感增加,导致和加剧各种疾病的发生,不利于老年人的身心健康。

(2)家庭成员的关系:主要指与老伴儿、子女以及孙辈之间的关系。家庭成员的关系在传统大家庭中比较复杂,容易产生矛盾。核心型家庭矛盾相对较少,但也会因赡养问题引发矛盾。护士可通过对老年人家庭成员关系的评估,了解其家庭有无矛盾及产生原因,并广泛宣传敬老、爱老、养老的传统美德,在家庭中做到对老年人在物质上赡养、生活上照顾、精神上安慰,保持良好的家庭关系。

(3)家庭功能:家庭的主要功能是满足家庭成员和社会的需求,包括生育、经济、文化、情感、健康照顾等方面。家庭功能的健全与否,将关系到每个家庭成员的身心健康及疾病的预防。一般来说,家庭功能越健全,家庭成员的社会适应性越好,老年人的健康状况越容易维持。

(4)家庭压力:是指在家庭中所发生的重大生活变化。由于家庭是一个系统,个人或家庭的压力事件均会对整个家庭产生影响。包括家庭成员关系的改变以及家人患病、伤残、死亡等都会扰乱家庭的正常生活。

温馨关注

照顾者压力

照顾者压力是指照顾者在照顾期间所感受到的与照顾有关的躯体的、精神的、社会的和经济的压力。照顾者压力程度取决于客观和主观两个方面。

照顾者压力的分度:压力是客观存在的,但不同的照顾者的承受能力和主观感觉是不同的。所以在确定了客观因素后,还必须结合主观因素才能判断压力程度。照顾者的压力大致可分为三度:

1. 轻度 照顾者无明显身心应激症状,对老年人的照顾较全面周到。

2. 中度 照顾者间断出现某些身心应激症状,对老年人照顾有时欠周到。

3. 重度 照顾者出现明显身心应激症状,同时可能出现对老年人的照顾不当。

(二)评估方法

家庭评估可采用问询和问卷评估的方式进行。对家庭成员基本资料、家庭结构、家庭成员的关系等资料一般用问询的方式采集。对家庭功能采用问卷或量表进行评估,常用评估表是 APGAR 家庭功能评估表(附录 量表10),包括家庭功能的五个重要部分:适应度 A(adaptation)、合作度 P(partnership)、成长度 G(growth)、情感度 A(affection)和亲密度 R(resolve),通过评分了解老年人有无家庭功能障碍及其障碍的程度。

三、环境评估

老年人的健康依赖于健康的生存环境,如果环境的变化超过了老年人体的调节范围和适应能力,就会引起疾病的发生。通过对环境进行评估,可以更好地去除妨碍生活行为的因素,创造发挥补偿机体缺损功能的有利因素,从而促进老年人生活质量的提高。

环境评估包括物理环境评估和社会环境评估两个方面的内容。

(一)物理环境

物理环境是指一切存在于机体外环境的物理因素的总和,包括空间、声音、温度、湿度、采光、通风、气味、整洁、室内装饰、布局以及各种与安全有关的因素如大气污染等。由于人口老龄化的出现、"空巢"家庭的日益增多,大量老年人面临着独立居住生活的问题。居住环境是老年人的生活场所,是学习、社交、娱乐、休息的地方,评估时应了解其家庭和社区中的特殊资源及其对目前家庭和社区的特殊要求,其中居家安全环境因素是评估的重点,通过家访可以获得这方面资料。

(二)社会环境

1. 经济 老年人因退休、固定收入减少、给予经济支持的配偶去世所带来的经济困难,可导致失去家庭、社会地位或生活的独立性。护理人员可通过询问以下问题了解经济状况:①您的经济来源有哪些?单位工资福利如何?对收入低的老年人,要询问这些收入是否足够支付食品、生活用品和部分医疗费用?②家庭有无经济困难?是否有失业、待业人员?③医疗费用的支付形式是什么?您是公费、自费还是部分报销?有无困难?

2. 生活方式 不同地区、不同民族、不同职业、不同社会阶层的老年人生活方式不一样。通过与被评估者或其亲友交谈或直接观察,评估饮食、睡眠、活动、娱乐等方面的习惯以及有无吸烟、酗酒等不良嗜好。

3. 社会关系与社会支持 通过交谈或直接观察评估老年人是否有支持性的社会关系网络,如家庭关系是否稳定、家庭成员是否相互尊重,以及家庭成员对老年人的态度,与邻里、同事的关系。社会支持又分为情感支持和物质支持两个方面,而前者对健康和生活质量更有作用。社会支持的测量结果代表了个人对某相互关系充分性的评价,包括可依赖并能向其倾诉心里话的人以及提供社会支持的数量(附录 量表11)。

四、文化评估

个体在发展和演变中会形成各自不同的文化。文化对个体健康会产生积极或消极的影响。否认文化差异会导致一系列诊断治疗和护理问题。护理人员通过对老年人进行文化评估,有助于找到老年人在健康观念、求医方法、治疗方法偏好上的差异,以制定适应性护理策略。

老年人文化评估的内容同成年人,包括:价值观、信念与信仰、习俗等。评估的方法主要为交谈法和观察法。

(一)价值观的评估

价值观存在于潜意识中,不能直接观察,也很难言表,评估比较困难。护士可以通过询问:"您属于哪一个民族?您信奉的做人原则是什么?行为准则是什么?患病以后,您以上的价值观念有无改变?有哪些改变?"等问题来了解老年人的价值观。

（二）健康信念的评估

目前常用的方法为 Kleinman 的健康信念评估模式。该模式主要通过询问问题,了解评估对象对自身健康问题的认识,如:"对您来说健康是什么? 不健康又是什么? 您怎样、何时发现您有健康问题的? 您认为该接受何种治疗? 您希望通过治疗达到哪些效果?"等。

（三）习俗的评估

主要评估饮食习惯和语言沟通。可通过交谈法了解老年人饮食习惯和沟通方式,如:"您平常进食哪些食物? 喜欢的食物有哪些? 采用的烹调方式有哪些? 每日进几餐? 都在哪些时间? 您讲何种语言? 喜欢的称谓是什么? 有哪些语言禁忌?"等。

（四）文化休克的评估

文化休克指人们生活在陌生文化环境中所产生的迷惑与失落的经历。对于住院的老年病人,医院就是一个陌生环境。特别是与家人分离、缺乏沟通、日常活动改变、对疾病和治疗的恐惧等均可导致住院老年人发生文化休克,应结合观察进行重点评估。评估方法主要为交谈,通过询问老年人住院感受,同时结合观察病人有无文化休克的表现,来作出判断。

知识窗

住院老年病人文化休克的分期与表现

陌生期:表现为老年人刚入院,对医生、护士、环境、自己将要接受的检查、治疗都陌生,还可能会一下接触许多新名词,如磁共振等,而使病人感到迷茫。

觉醒期:病人开始意识到自己将住院一段时间,对疾病和治疗转为担忧,因思念家人而焦虑,因不得不改变自己的习惯而产生受挫折感。此期住院老年病人文化休克表现最为突出,可有失眠、食欲下降、焦虑、恐惧、沮丧、绝望等反应。

适应期:经过调整,病人开始从生理、心理、社会方面适应医院环境。

第五节　老年人生活质量的综合评估

随着医学模式的转变,医学的目的与健康的概念不仅包括生命的维持和延长,还包括提高生活质量,即促进和保持老年人在生理、心理、社会功能各方面的完好状态。

一、生活质量的内涵

世界卫生组织定义:生活质量是指不同文化和价值体系中的个体对他们的生存目标、期望、标准以及所关心的事情相关的生存状况的感受,包括个体生理、心理、社会功能及物质状态 4 个方面。

中国老年医学会的定义:老年人生活质量是指 60 岁或 65 岁以上的老年人群身体、精神、家庭和社会生活满意的程度和老年人对生活的全面评价。

二、生活质量的综合评估

生活质量可以采用生活满意度量表、幸福度量表以及生活质量综合问卷进行评估。

（一）生活满意度的评估

生活满意度是指个人对生活总的观点以及现在实际情况与希望之间、与他人之间的差

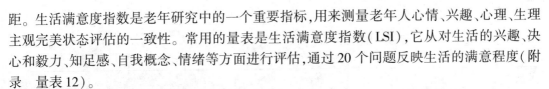

距。生活满意度指数是老年研究中的一个重要指标,用来测量老年人心情、兴趣、心理、生理主观完美状态评估的一致性。常用的量表是生活满意度指数(LSI),它从对生活的兴趣、决心和毅力、知足感、自我概念、情绪等方面进行评估,通过20个问题反映生活的满意程度(附录 量表12)。

(二)主观幸福感的评估

主观幸福感是反映某一社会中个体生活质量的重要心理学参数,包括认知和情感两个基本成分。纽芬兰纪念大学幸福度量表(MUNSH)是老年人精神卫生状况的评定的间接指标,已经成为老年人精神卫生测定和研究的有效工具之一(附录 量表13)。

(三)生活质量的综合问卷

生活质量是一个带有个性的和易变的概念,老年人的生活质量不能单纯从躯体、心理、社会功能等方面获得,评估时最好以老年人的体验为基础进行评价,即不仅要评定受试者生活的客观状态,同时还要注意其主观评价。常用的适合老年人群生活质量评估的量表有老年人生活质量评定表(附录 量表14)。

(张利苹)

 思考题

1. 刘奶奶,80岁,独居,日常生活由保姆照顾。半年来体力逐渐变差,现已不能自己穿衣、梳洗,需要保姆帮助才能起床,能够控制大小便但便后需要他人整理衣裤,能自己进食。

请问:

(1)刘奶奶的日常生活能力发生了哪些方面的改变?

(2)你可以用什么方法对刘奶奶的状况进行评估?

2. 赵大妈,70岁。近来性格有明显改变,情绪低落,感觉对周围事物不感兴趣,生活没有意义,少语,反应迟钝,并常感疲乏无力、胃肠疼痛、失眠。

请问:

(1)护士应重点从哪些方面对赵大妈进行健康评估?

(2)评估的方法有哪些?常用哪些量表进行评估?

3. 王大爷,61岁。在当地担任政府部门领导,现退休在家,与妻子和儿子一家三口生活在一起。

请问:

(1)王大爷在家庭中扮演了哪些角色?

(2)王大爷应如何适应老年期角色转变?

4. 李阿姨,62岁。刚做了子宫切除术,身体瘦弱,需要补充蛋白质以促进伤口愈合。李阿姨是一位素食者,信仰佛教。

请问:假如你是她的主管护士,提供什么样的建议比较妥当?

第三章 老年人的健康保健与照护

学习目标

1. 具有指导老年人健康保健与照护的意识和能力。
2. 掌握健康老龄化和老年保健的概念;老年保健的目标;老年保健与照护的重点人群;老年自我保健的措施。
3. 熟悉养老新理念、积极老龄化的概念;我国老年保健和照护体系的发展;护理服务在老年保健与照护体系中的作用。
4. 了解国外老年保健和照护体系的发展。

随着我国人口老龄化的加剧,老年人口长期照护问题日益凸显,如何维持和促进老年人健康,发展老年保健事业,需要医护工作者进一步探索和实践,老年人的健康、幸福也是社会主义和谐社会的主要显现。

第一节 健康老龄化

一、养老新理念

随着社会发展和人类寿命的延长,"老年"的含义重新加以界定。因此,要树立养老保健新观念,打造健康新生活。国际老龄联合会提出 21 世纪养老新概念:养老的概念从满足物质需求向满足精神需要发展;养老的基本原则从经验养老向科学养老发展;养老的意义从安身立命之本向情感心理依托转变,养老目标由传统的长寿向现代的健康长寿转变。

二、健康老龄化

(一)健康老龄化的概念

健康老龄化最早在1987年5月的世界卫生大会上提出,1990年9月在哥本哈根世界老龄大会上,世界卫生组织将健康老龄化作为人口老龄化的重要发展战略。近年来随着我国人口老龄化进程加快,社会福利、社会保险及社会服务等需求明显增大,社会负担及政府财政支出明显增加。因此,健康老龄化不仅是全球性发展战略,亦是我国的重要发展策略。

健康老龄化是指在老龄化社会中,多数老年人的生理、心理和社会功能均处于完好状态,同时,社会和经济发展不受过度人口老龄化的影响。从广义上理解的健康老龄化,应包括老年人个体健康、老年群体的整体健康和人文环境健康三个方面。一个国家或地区的老年人若有较大比例的处于健康老龄化状态,老年人的作用得到充分发挥,老龄化的负面影响得到抑制或缓解,则其老龄化过程可算是健康的老龄化。健康老龄化的目标是老年人口群体大多数健康长寿,体现在健康预期寿命的提高。健康老龄化着眼点是群体的健康长寿,而群体的健康长寿是以个人的健康长寿为基础的,因而,创造适宜的健康人文环境,保证大多数老年人达到健康长寿,群体的健康长寿才能得以实现。

（二）健康老龄化的意义

1. 实现"六个有所"的老龄工作目标的需要 "六个有所"即指:老有所养、老有所医、老有所为、老有所学、老有所乐、老有所教。健康长寿的老年人生活自理能力强,不仅对社会、家庭照料的需求降低,还能力所能及地从事一些社会劳动,增加个人收入,实现老有所养、老有所为。健康的身体又是老有所学、老有所教的基础保证,老年人通过学习,发挥其参与生活的潜力,满足了老年人参与社会的心理需求,实现了老年人的自身价值。老年人身心健康,心情舒畅,老有所乐,健康的身体也使老年人对社会医疗保障的需求降低,实现老有所医。

2. 有利于缓解老年贫困 人口健康水平的提高对于贫困的缓解具有重要作用,帮助贫困人口走向富裕的决定因素在于迅速提高他们的素质,这其中也包括健康水平。研究结果表明健康人口与非健康人口的家庭经济收入有明显的距离,有成年人患病的家庭收入比健康家庭要低30%～40%。我国贫困人口致贫的主要因素有年老、残疾、大病、无劳动力等。

3. 弥补社会养老保障制度的不足 老年人健康状况是决定老年人需求的一个重要因素。老年人口慢性非传染性疾病的患病率是总人口平均水平的3～4倍,而这些慢性非传染性疾病又是引起老年人残疾和自理能力下降的主要原因,使得老年人对医疗、经济、护理照料的需求成倍增长。健康的老年人不仅对社会医疗、就医就诊的需求减少,且生活相对能自理,既能帮助子女料理家务,还能发挥余热,从事社会劳动,增加个人收入;既能减轻社会医疗保障负担,又能减少家庭的赡养、护理负担。

4. 降低被抚养人口的比例,减轻社会负担 老年人拥有健康的身体,可以继续发挥余热,通过自食其力,降低了老年人口负担系数,减轻了社会负担,填补了适龄劳动力的不足。老年人拥有健康的身体,对医疗、护理的需求减少,节省了因健康状况不佳而需要护理、服务、医疗等投入的大量人力、物力、财力,有利于经济的发展。

（三）实现健康老龄化的途径

1. 强化全民健康意识,坚持预防为主 许多慢性病起源于中青年时期,是不良的生活习惯和行为方式不断积累的结果。与药物相比,普及健康教育,提高防病意识和自我保健能力,早期检查、早期诊断更为重要。同时,还要转变医疗服务模式,制定新形势下的预防保健卫生体系,充分发挥基层卫生服务体系的作用,将预防、保健、康复、健康教育放在首位,以提高21世纪老年人的生命质量。

2. 倡导全民健身运动,提高国民健康水平 全民健身运动是实现健康老龄化的重要措施。健康老龄化与生命的整个阶段紧密相联,老年阶段的顶部健康主要还应从"底部"抓起,需要全程的健康保障才能实现。因此,21世纪老年人口的健康需要关注全体国民的健康,主要是通过运动,提高并改善各组织器官的功能,缓解机体的衰老,增强体质,提高机体免疫功能,增强机体的抗病能力。尤其是中老年人,生理功能逐渐衰退,各种慢性病接踵而来,更需要坚持健身运动。

3. 发展老龄产业,满足老年人身心需求 发展老龄产业是实现健康老龄化的主要内容,在服务于六个"有所"的同时,将"老有所为"确立为工作的一个重要方面,有领导、有计划地组织各类老年经济实体。发挥他们的特长,在健康状况许可的前提下,鼓励老年人再就业,倡导老年人自立、自助、自养。使老年人在中国未富先老,在社会养老保障不健全、家庭养老功能逐渐弱化的情况下,增加收入,改善物质生活条件,减轻老年贫困,满足老年人的生存和物质精神需求,实现健康老龄化。

4. 营造尊老、敬老的社会环境 实现健康老龄化,离不开保障老年人权益的良好社会环境。建立健全保障老年人权益的法律、法规和政策,加大执法监督力度,打击虐待、遗弃、迫害老年人的违法行为,弘扬中华民族尊老、爱老、养老、敬老的传统美德;保障老年人的经济供养、医疗保健、照料慰藉、学习教育、文化娱乐。同时,老年人也要积极主动地为社会、家庭做些力所能及的事情,关心国家大事。

三、积极老龄化

(一)积极老龄化的概念
积极老龄化是指在老年人整个老年期中,机体、社会、经济和心理方面保持良好状态,能够按照自己的需要、愿望和能力继续学习,参与社会、经济、文化、精神和公益活动。积极老龄化是在健康老龄化的基础上,为进一步落实"老有所养、老有所医、老有所为、老有所学、老有所教、老有所乐"老年保健目标而提出的,既适用于个体,又适用于人群。

(二)积极老龄化的内容
2002 年 4 月在西班牙马德里召开第二次老龄问题世界大会,提出"积极老龄化"。积极老龄化的观点是以联合国提出的"独立、参与、尊严、照料和自我实现"的老年保健原则为理论基础而概括出来的一个政策理论,为老龄政策提供了一个全新的视角。"积极老龄化"包括健康、参与和保障,其中参与最具积极意义。

1. 健康 涵盖了老年人个体和群体的身心健康。积极老龄化认为每一个个体和群体在生命历程里都是平等的,出生之后就逐渐走向老龄化。要享有未来老年生活的身心健康,最好的方式是全社会在生命各个阶段都要预防疾病和促进健康。

2. 参与 在积极老龄化的概念里居于核心地位。积极老龄化特别指出老年人在参与社会、经济、文化等公共生活方面享有和其他群体均等的机会,在处理生活各方面上保有自主的权利。强调国家和社会要创造条件支持老年人参与政治、经济、文化和精神活动。实施积极老龄化能使人们进入老年以后还可以通过各种活动为社会继续做出贡献,做到老有所为,实现老年人的自身价值。

3. 保障 对老年人具有重要的意义。完善的保障制度,在表面层次上是保障社会成员的生存问题,在更深层次上是保护受保对象能够维持有尊严的生活。积极老龄化提出通过政策和项目解决人们在年老的过程中的社会、经济、人身安全上的保障需要和权利,保障老年人在不能维持和保护自己的情况下受到保护、照料和有尊严。

成功老龄化

我国专家提出了21世纪"成功老龄化"战略思考。"成功老龄化"体现的是老年人的发展意识,其中包括延迟退休、退休后继续参与社会。老年人继续参与社会活动,既解决了精神寄托问题,又释放了老年人的正能量。成功老龄化是维系老年人个体和外部世界建设性的平衡关系和良性的互动关系,并在这个过程中使老年人的价值实现最大化,从"老有所为"到"老有所用"进而到"老有所成"。与此同时,使整个社会在生产性老龄化的推动下去实现人的全面发展、代际之间的公平和公正以及老年人与政治经济、文化生态全面的协调发展。具有集大成、体现整合意义的"成功老龄化"包含了健康老龄化、效益老龄化、积极老龄化子系统要素。

第二节 老 年 保 健

一、老年保健的概念与目标

(一)老年保健的概念

老年保健即在平等享用卫生资源的基础上,充分利用现有人力、物力,以促进和维持老年人健康为目的,使老年人得到基本的医疗、护理、康复、保健等服务。老年保健就是要运用老年医学知识开展老年病的防治工作,加强老年病的监测,控制慢性病和伤残的发生;开展老年人群健康教育,指导老年人的日常生活和健身锻炼,提高健康意识和自我保健能力,延长老年人的健康期望寿命,提高老年人的生活质量。因此,老年保健依赖一个完善的医疗保健服务体系,即需要在老年人医院或老年病房、中间机构、社区及临终关怀机构内,充分利用社会资源,做好老年保健工作。

(二)老年保健的目标

最大限度地延长老年期独立生活自理的时间,缩短功能丧失及在生活上依赖他人的时间,达到延长健康预期寿命、提高老年人生命质量的目的,进而实现健康老龄化。

二、老年保健与照护的重点人群

(一)患病老年人

该人群是老年保健最重点的人群,老年人患病后身体状况差,生活自理能力下降,需要全面系统的治疗,因而加重了老年人的经济负担。为缓解经济压力,部分老年人会自行购药服药,易导致延误诊断和治疗。因此,应做好患病老年人的健康检查、健康教育、保健咨询,配合医师治疗,促进老年病人的康复。

(二)高龄老年人

随着人类生活的逐步改善,高龄老年人的比例不断提高。高龄老年人是身心脆弱的群体,他们的健康状况随年龄的不断增加而进一步恶化。由于年龄增高而引起的退行性疾病及精神疾病增加,导致活动受限甚至残疾。老年痴呆的发病率增高,生活不能自理,需要较多的照顾。高龄老年人对医疗、护理、健康保健等方面的需求加大,已引起人们的

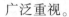

广泛重视。

（三）丧偶老年人

丧偶老年人的数量随年龄增高而增多，女性的丧偶率高于男性。据世界卫生组织报道，丧偶老年人的孤独感和心理问题发生率均高于有配偶者。丧偶使多年的夫妻生活所形成的互相关爱、互相支持的平衡状态突然被打破，使夫妻中的一方失去了关爱和照顾，常会使丧偶老年人感到生活无望、乏味，甚至积郁成疾。若是近期丧偶者，常导致原有疾病的复发。

（四）独居老年人

随着社会的发展和人口老龄化、高龄化以及我国推行计划生育政策所带来的家庭结构变化，老年人独居的家庭将越来越多。在农村老年人单独生活的现象比城市更加严重。独居老年人增多必将对包括医疗保健在内的社区卫生服务的需求量增多。因此，帮助他们购置生活必需品，定期巡诊，送医送药上门，为老年人提供健康咨询或开展社区老年人保健具有重要意义。

（五）近期出院的老年人

近期出院的老年人因疾病未完全恢复，身体状况差，常需要继续治疗和及时调整治疗方案，如遇到经济困难等不利因素，疾病极易复发甚至导致死亡。因此，从事社区医疗保健的工作者，应掌握本区域内的近期出院的人员的情况，并根据老年病人的情况，定期随访。

（六）老年精神障碍者

老年人中的精神障碍者主要是痴呆老年人。老年人口增加和高龄老年人的增多，使痴呆病人增加。重度痴呆的老年人，生活失去规律，且常常不能自理，伴有营养障碍，从而加重原有的躯体疾病，使平均寿命缩短。故痴呆老年人需要的社区保健服务明显高于其他人群，应引起全社会的重视。

三、老年保健的措施

（一）我国在老年保健方面的举措

1. 健全法律法规，提供资金和公共卫生服务　1996年颁布了《中华人民共和国老年人权益保障法》，规定保障老年人合法权益是全社会的共同责任。《婚姻法》规定子女对父母有赡养扶助的义务以及虐待老年人要承担法律责任。医疗保险和养老金制度的建立使老年人的晚年生活更有保障。

2. 国家支持老年人照顾组织　老年人患有不同的疾病，需要长期的医疗、预防、保健、康复等照顾，我国多数老年人愿意留在家庭中，不愿意住进老年保健机构。所以社区成了老年保健实施的主要场所。1997年颁布了《中共中央、国务院关于卫生改革和发展的决定》，明确指出发展社区卫生服务，随着《决定》的公布，社区卫生服务中心在全国各城镇相继成立。

3. 确定老年保健的基本原则　作为开展老年保健工作的行动准则，其主要有预防为主、全面性原则、区域化原则、费用分担原则、个体化原则、功能分化原则。

4. 健全完善社会保障体系　我国在建设"以社会保险、社会救助、社会福利为基础，以基本养老、基本医疗、最低生活保障制度为重点，以慈善事业、商业保险为补充"的社会保障体系的过程中，把广大老年人的养老保障问题摆到重要位置。逐步建立健全城乡养老保险、最低生活保障和城市医疗保险、农村新型合作医疗制度以及城乡贫困老年人的医疗救助、生活救助制度。

5. 支持非正式照顾系统的发展 依据我国国情,家庭、朋友、邻居成为解决老年日常生活照顾问题的重要资源。

(二)老年人的自我保健

1. 概念 自我保健是健康或罹患某些疾病的老年人,利用自己所掌握的医学知识和科学的养生保健方法,简单易行的康复治疗手段,依靠自己和家庭或周围的力量对身体进行自我观察、诊断、预防、治疗和护理等活动。不断地调适和恢复生理和心理的平衡,逐步养成良好的生活习惯,建立起一套适合自身健康状况的保健方法,达到增进健康,防病治病,提高生活质量,推迟衰老和延年益寿的目标。

知识窗

健商(HQ)

健商(HQ),加拿大医学专家谢华真教授在对现代西方主流医学和保健思想的反思和批评的基础上,提出的一个崭新的保健理念。健商是健康商数(health quotient)的缩写,代表一个人的健康智慧及其对健康的态度。健商,从宏观上来说是指一个人已具备和应具备的健康意识、健康知识和健康能力,这三个方面缺一不可。从微观上说,健商可细化为体商(BQ)、心灵商(MQ)、人缘商(RQ)和性商(SQ)。健商(HQ)包含自我照顾、健康知识、生活方式、健康心理、生活技能五大要素。

2. 内容和特点 从现代医学来说,自我保健属于保健医学范畴。其内容包括维护健康、预防疾病、自我诊断、自我治疗以及在医疗机构诊治后的继续自我保健等。自我保健的特点是强调和重视"自我"在保健中的地位和作用,强调自我负责,并且是积极地自觉地对自己的健康"自我负责"、"自我爱护"、"自我预防"和"自我保健",以增进自身的身心健康,免除病患之苦。

3. 意义

(1)自我保健是一种最充分的保健:自我保健能发挥人们在保健中的主观能动性,提高改善健康状况的动力,从而使人们更易适应现代社会的工作、生活节奏。

(2)有利于老年人健康长寿:个人生活方式是新的保健计划的重要因素,所以对个人的健康负责具有决定性意义。

(3)有利于延长老年人生活自理的时间,从而提高老年人的生活质量。

(4)自我保健符合中国国情:我国卫生资源相对不足,"未富先老"较为突出。随着自我保健的开展和加强,保健工作的重点已逐步从医疗单位转移到家中。家庭护理的费用要比医院护理的费用低得多。在中国有自我保健知识的人不足10%,开展自我保健,是一种投资少,见效快的良好措施。

(5)自我保健是实现"人人享有卫生保健"目标的关键:实现自我保健,是社会发展的需要,也是加强社会主义精神文明建设的需要。世界卫生组织指出:普及自我保健知识,提高自我保健水平,可以使1/3的疾病得以预防;1/3的疾病早期发现、早期治愈;1/3的疾病由于自我保健、正确对待、正确治疗而减轻病痛和延长寿命。

4. 自我保健的措施

（1）自我观察：通过"看"、"听"、"嗅"、"触"等方法观察自身的健康状况，及时发现异常或危险信号，做到能够早期发现和及时治疗疾病。自我观察内容包括：观察与生命活动有关的重要生理指标，如血压、血糖的监测；观察疼痛的部位和特征；观察身体结构和功能的变化等。

（2）自我预防：建立健康的生活模式，养成良好的生活、饮食、卫生习惯，调整和保持最佳的心理状态，坚持适度运动，锻炼身体是预防疾病的重要措施。

（3）自我治疗：是指对轻微损伤和慢性疾病病人的自我治疗，包括吸氧，如患有心肺疾病的老年人可在家中用氧气袋、小氧气瓶等吸氧，使用雾化吸入改善通气功能；糖尿病病人自己进行皮下注射胰岛素；常见慢性疾病的自我服药等。

（4）自我护理：增强生活自理能力，运用家庭护理知识进行自我照料、自我调节、自我参与及自我保护等护理。

（5）自我康复：是指有功能障碍的老年人在康复医生的指导下，进行针对性的自我康复，有助于老年人生理、心理、社会的全面康复，保持较好的独立生活能力，有利于健康老龄化。

（三）老年人的家庭保健

家庭是卫生保健系统中非常重要的一部分。家庭成员可及早发现老年人的健康问题，如疾病的先兆和早期症状，并对各种应激事件（脑卒中、意外伤害等）作出反应；家庭成员可为一部分老年人提供全部或部分经济来源；家庭成员可为老年人提供日常生活照顾及协助老年人进行康复锻炼；家庭成员可对老年人给予精神的关怀和照顾。家庭保健对提高老年人生活质量起到积极的作用。

（四）老年人的社区保健

我国人口多、底子薄、卫生总费用非常有限，积极开展社区卫生服务，不仅很有必要，而且十分迫切。老年人的主要生活场所是社区，由于老年人常患有不同的疾病，需要长期的预防、医疗、保健、康复等照护，老年人多数愿意留在家中，不愿住进老年保健机构，因此，社区成为了老年保健实施的最主要的场所。具体方法有：

1. 开展初级保健与三级预防。

2. 进行周期性体格检查和健康教育，开展综合性持续性服务。

3. 开展门诊、巡回医疗、家庭访视等保健活动，建立健全老年人健康档案。

4. 在社区的医院、卫生站和家庭中实施适宜的护理技术。

5. 指导老年人开展体育锻炼和功能训练；应用康复器材和其他康复技术指导老年人全面康复。

6. 开展心理咨询业务，进行心理健康教育。

第三节　老年保健与照护体系的发展

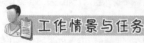　工作情景与任务

导入情景：

张爷爷和老伴儿孙奶奶今年均过 70 岁了，张爷爷长期有高血压，孙奶奶有糖尿病，一

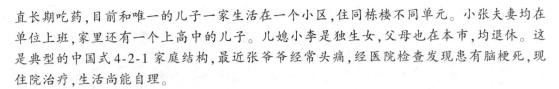

直长期吃药,目前和唯一的儿子一家生活在一个小区,住同栋楼不同单元。小张夫妻均在单位上班,家里还有一个上高中的儿子。儿媳小李是独生女,父母也在本市,均退休。这是典型的中国式4-2-1家庭结构,最近张爷爷经常头痛,经医院检查发现患有脑梗死,现住院治疗,生活尚能自理。

工作任务:

讨论:1. 分析小张夫妻俩能否提供其父母未来的长期照护。

　　　2. 根据张爷爷家庭的现状制订保健和照护方案。

一、国外老年保健与照护体系的发展

(一)英国老年保健与照护体系的发展

英国老年保健分为医院和社区两个部分,医院设有老年病科及老年病床,并且有老年病专科医生。作为老年保健和现代社区卫生服务的发源地,目前英国有专门的老年人医院,对长期患病的老年人实行"轮换住院制度"。英国建立了较为完善的社区之家或护理之家,实行社区老年家庭访视。社区护士定期对社区内65岁以上的老年人进行访视调查,对老年人进行健康生活指导,发现问题及时处理或报告全科医生。并有专门机构为老年人讲授工艺、兴趣培养、戏剧与音乐欣赏、养花等,以促进老年人身心健康,减少疾病的发生。社区卫生服务在英国卫生系统中的地位及对维护居民健康的重要作用,引起了国际卫生界的广泛关注,其社区卫生服务的模式和经验被许多国家效仿和借鉴。

2001年英国政府提出了针对老年人的以居家养老为主的LTC体系计划,该计划目的在于为老年人提供公平、高品质及整合性的健康与社会服务。主要涉及房屋、健康、社会服务等方面,主张大力发展社区助老服务,从而为居家养老老年人提供全方位的服务。英国老年人LTC体系的资金由国家税收全额提供,老年人不必再为长期照护付钱。在医疗方面英国采取由签订的全科医生提供的社区首诊体系。在养老照护方面英国部分实施高技术的照护服务,社区养老照护资源的整合十分完善。

知识窗

长期照护体系(long-term care,LTC)

国际上对于人口老龄化的应对有着诸多模式,近十几年许多发达国家都先后创建了长期照护体系。所谓LTC体系是指:开拓社区养老功能,促进帮助老年人居家养老的各种老龄产业、社区养老支持系统、老年人健康福利体系的建立和发展,其内容包括家政服务、送饭上门、家庭保健及护理、生活必需品的派送、起居辅具配置、房屋无障碍改造以及紧急呼叫等各种老年人的服务。

(二)美国老年保健与照护体系的发展

美国的老龄化现象非常严重,政府对老年保健非常重视。早在1915—1918年,美国的老年保健问题就被提出来。1934年起草了社会保障法。1939—1949年,商业保险成为医疗费用支付的主要渠道,并在之后加快医疗保险的实施。1965年,老年健康保险被写进社会保障法中。从1966年7月开始,美国老年人开始享有老年健康保险。健康保险包括两部分内容:A类是强制性的住院保险,用于支付住院治疗费用、家庭保健治疗费用和临终关怀医院的费用。B类是附加医疗保险，支付医生的服务费用和医院门诊服务费，包括急诊、门诊手术、诊断检查、实验室服务、门诊治疗、职业疗法、病理诊断以及永久性医疗装备费。美国的老年服务机构有护理之家、日间护理院、家庭养护院等。

美国的老年人健康照护制度是自由市场制的典型代表。美国LTC保险的供求基本由市场来调节，保险仅覆盖了84%的公民，美国人可以自愿选择是否投保，也可以自由选择如何投保。大部分美国老年人选择偏好居家养老社区照顾模式，这种选择促进了社区照顾的发展，专门为老年人建立的居住社区，独立居住型、护理居住型和持续照顾型等老年社区得到了政府、开发商和老年人的青睐，称之为"国家-社区型"老年福利模式。

（三）日本老年保健与照护体系的发展

日本是一个经济发达的国家，也是世界第一长寿国。日本的老年保健制度是在20世纪70年代以后逐步建立和完善起来的，目前已形成了一套比较完整的体系：有老年保健法、老年福利法、护理保险法。建立多元化的养老服务是日本社区老年保健的主要特点。日本的老年保健事业对不同老年人有不同的对策：

1. 健康老年人

（1）建立"生气勃勃"推进中心：以促进老年人"自立、参与、自护、自我实现、尊严"为原则，为老年人提供各种信息和咨询，如法律、退休金、医疗、心理社会等方面的问题。

（2）建立"银色人才"中心：为老年人再就业提供机会。

（3）提供专用"银色交通工具"：鼓励老年人的社会参与等。

2. 独居、虚弱老年人

（1）建立完善的急救情报系统。

（2）建立市镇村老年人福利推进事业中心，以确保老年人的安全、缓解老年人孤独、帮助老年人的日常生活、促进老年人健康为服务内容。

3. 长期卧床老年人

（1）设置老年人服务总站：提供老年人的保健、医疗、福利相结合的综合性服务，作出适合老年人的个体化保健护理计划并实施。

（2）建立家庭护理支持中心：接受并解答来自老年人照顾者的各种咨询和问题，为老年人提供最适当的保健、医疗、福利等综合信息，代为老年人申请利用公共保健福利服务，负责介绍和指导护理器械的具体使用方法等。

（3）建立老年人家庭服务中心：在中心开展功能康复训练、咨询等各种有意义的活动。

（4）设置访问护理站：在有医嘱的基础上，主要由保健护士或一般护士为老年人提供治疗、护理、疗养上的照顾、健康指导等。

（5）设置福利器械综合中心：为了促进老年人的自立和社会参与、减轻家庭及照顾者的负担，免费提供或租借日常生活必需用具和福利器械，并负责各种用具使用方法的咨询、指导、训练等。

4. 痴呆老年人

（1）设置痴呆老年人日间护理站：对那些白天家庭照顾有困难的痴呆老年人提供饮食服务、沐浴服务等日间照顾。

（2）建立痴呆老年人小组之家：让痴呆老年人生活在一个大家庭里，由专业人员提供个体化的护理，以延缓痴呆进程，并让老年人有安定的生活。

（3）建立痴呆老年人综合护理联合体系：及早发现并收治、护理痴呆老年人；发现并保护走失的身份不明的痴呆老年人，并与老年人医院、老年人保健机构联合，提供以咨询、诊断、治疗、护理、照顾为一体的服务。

1977年，日本政府通过了"关于创设LTC保险制度"（即《介护保险法》）的议案，并于2000年开始实施。其LTC体系是由法律来加以约束，以政府为管理主体，采用强制保险的方式，40岁以上国民皆需加入LTC保险制度。其保险费用由领取之国民年金中扣缴，保费需终身缴交，老年人每次享受LTC体系服务时自己的负担率约为10%～30%。日本的长期照护保险制度提供的项目包括社区式服务及机构式的服务。其LTC体系实施高技术的照护，部分还实施了夜间定时访问服务，社区养老照护资源进行了整合但仍然存在一定的地域差异。

二、我国老年保健与照护体系的发展

为了加速发展我国的老年医疗保健事业，国家颁布和实施了一系列的法律法规和政策，从我国的基本国情出发，建立有中国特色的老年社会保障制度和社会互助制度，建立以家庭养老为基础、社区服务为依托、社会养老为补充的比较完善的以老年福利、生活照顾、医疗保健、体育健身、文化教育和法律服务为主要内容的老年服务体系和老年保健模式。

（一）发展历程

1977年，老年护理开始恢复；1982年，中国政府批准成立了中国老龄问题全国委员会；1994年，经卫生部和民政部批准，中国老年保健医学研究会成立；1995年，卫生部成立了老年卫生工作领导小组，提出老年卫生工作对策；1996年颁布实施了《中华人民共和国老年人权益保障法》，对老年人的赡养与抚养、社会保障、参与社会发展及法律责任等作出了明确的法律规定。

1999年，成立了全国老龄工作委员会，地方各级政府也相应成立了老龄工作委员会。与此同时，建立了老龄协会及老年学研究会、老年大学、老年体育、老年保健等非政府群众组织。目前已形成了具有中国特色的政府与非政府老龄工作组织网络。

2011年国务院发布《社会养老服务体系建设规划（2011—2015年）》，提出"社会养老服务体系建设应以居家为基础、社区为依托、机构为支撑"。2011年全国各类养老服务机构40 868个，拥有床位353.2万张，当年年末收养老年人260.3万人，其中只有约1/5是生活半自理和不能自理的老年人，养老机构老年长期照护的保底职能还未有效发挥。

2012年新修订的《中华人民共和国老年人权益保障法》首次明确规定"国家逐步开展长期护理保障工作，保障老年人的护理需求"，在老年长期照护保障制度化上迈出了重要一步。

（二）主要特点

1. 重视三级预防保健 城市、农村的三级医疗预防保健网都把老年医疗保健纳入工作任务之中；省、市二、三级医院对社区老年医疗保健工作进行技术指导；有条件的医院创建老年病科（房）、老年门诊和老年家庭病床，开展方便老年人的医疗护理、家庭护理和社区康复工作。

2. 开展老年健康教育 根据老年人的不同特点，广泛开展以老年自我保健、疾病防治知识为主的老年健康教育，使老年人掌握基本的保健知识和方法。

3. 多家机构共同参与 医务人员走出医院,到社会保健、福利机构中指导,进行老年常见病、慢性病、多发病的研究和防治工作,并开展老年人健康教育及健康体检。

4. 开展院外保健服务项目 目前老年保健机构有:敬老院、养老院、社会福利院、老年公寓、托老所(包括日托、全托和临时托三种形式)等。鼓励老年人参加各种形式的文化娱乐、体育等健身活动,以增强体质,减少疾病,延缓衰老。

5. 深入开展老年医疗保健的研究 中国老年保健医学研究会、全国各地的老年医学研究所开展了一些有价值的老年医学调查研究。

6. 加强对老年医学保健人才的培训 医学院校开设老年医学和老年护理等专业课程,培养专门从事老年医疗和护理工作的人才。

我国的老年健康与照护体系虽然起步较晚,现阶段在法律法规、政策支持、综合投入、服务系统化、服务模式的建立等方面均存在不足,但总体还是取得了长足的进步。我国城市社区老年照护模式初具雏形,包含了三级预防、三级监督、三级服务。

 知识窗

我国城市社区老年照护模式

内容	对象	形式
三级预防:Ⅰ级预防	健康老年人	老年大学、多元护理
Ⅱ级预防	亚健康老年人	健康课堂、健康体检
Ⅲ级预防	患病老年人	预防保健、医疗护理
三级监督:Ⅰ级监督	90 岁以上	家庭病床
Ⅱ级监督	80 岁以上	巡回医疗
Ⅲ级监督	80 岁以下	上门服务
三级服务:Ⅰ级服务	患病老年人	患病服务、院前急救
Ⅱ级服务	功能障碍老年人	康复指导
Ⅲ级服务	临终老年人	临终关怀

三、护理服务在老年保健与照护体系中的作用

(一)老年护理服务的范畴

老年人照护主要由医疗保健、生活照料、精神慰藉和家庭劳务服务构成。为达到社会积极老龄化的目标,护理工作的范围已经扩大,护理工作要走出医院、走向社会、走进家庭,开展家庭护理。从事老年护理服务的护士可以深入社区、养老院及老年人家庭,照顾生活自理有困难的老年人、残疾人,护理长期卧床不起的体弱老年人,使其在熟悉的环境中康复;为临终老年人提供关怀和护理,使老年人有尊严地死亡,并给予老年人家属支持和安慰;教给老年病人及其家属自救、互救的知识和方法;教给他们如何合理用药缓解症状以及如何正确就医等,并根据老年人的实际需要提供及时有效的护理服务。

知识窗

医养结合

"医养结合"是一种医疗和养老相结合的新型养老模式,能够有效整合现有养老和医疗两方面的资源。将老年人健康医疗服务放在更加重要的位置,以区别传统的单纯为老年人提供基本生活需求的养老服务。这种养老模式不仅包括传统的生活护理服务、心理关怀服务、文化活动服务,更重要的是还包括医疗康复保健服务,如医疗、健康咨询、健康检查、疾病诊治和护理服务、大病康复以及临终关怀服务等。

(二)护理服务在老年保健与照护体系的作用形式

1. 进行健康教育 促进、维护老年人健康,预防疾病和损伤,不仅需要护士提供帮助,还应包括老年人的积极参与。老年人的健康教育是老年卫生保健的重要组成部分,对提高老年人的健康知识水平和防病治病的能力具有重要作用。通过各种方法和手段进行宣传教育,将有关老年人的医疗保健知识和技能普及并传授给广大老年人,达到增强体质、延年益寿的目的。让老年人认识到学会自身保健是免除疾病、减少病痛、增进健康的关键,进而实现健康老龄化。

2. 评估身体功能 护理人员与其他保健人员合作,定期为老年人检查身体,鼓励老年人积极参加健康普查,及早发现健康问题,及时治疗,防患于未然,不断提高老年人自身保健意识和能力,缩短需要别人照料的时间。

3. 疏导心理问题 由于生理、心理的变化,老年人的社会适应能力减退,更易罹患抑郁等心理障碍。每个人生活的历史背景不同,使得他们的心理状况更加复杂。护士对老年人进行心理护理时,要耐心倾听、真诚沟通,使老年人建立信赖感和安全感。与老年人建立相互信任的关系,缓解抑郁、焦虑、恐惧、孤独情绪对老年人的影响,让老年人学会适应社会,促进身心健康。

4. 提供各种治疗、护理和康复服务 对患慢性老年病的老年人,提供所需的治疗、护理和康复服务,以改善预后,预防并发症,提高生活质量。

5. 鼓励其参与有益的社会活动 鼓励其参加社会活动,充实生活内容,做有益于社会的服务工作。指导老年人学会转移不愉快的情绪,使自己的生活有目标、有追求,开创人生的"第二个春天"。

6. 取得家属的支持 家属对护理工作的理解和支持是取得良好护理效果的重要因素。在家庭护理中,护士应让老年人的家属了解护理内容,参与老年人的保健护理计划,取得家属的合作,共同维护和促进老年人的健康。

(王春先)

思考题

1. 张爷爷,72岁。老伴儿五年前去世,现患有高脂血症、骨质增生症。目前张爷爷和儿子一家生活在一起,儿子、儿媳工作忙,孙子在读高中,为了防止张爷爷发生意外,儿子白天把张爷爷托付给小区的日间照护中心,晚上下班后再把张爷爷接回家。

请问：

（1）张爷爷的养老存在哪些问题？

（2）家庭、社会能提供张爷爷哪些保健和照护服务？

2. 小李护校毕业后在当地的养老院工作。

请问：

（1）为适应新岗位的需求，小李应做好哪些方面的准备？

（2）在今后工作中，小李的护理工作范畴和发挥作用的形式有哪些？

第四章　老年人的日常生活及常见健康问题的护理

学习目标

1. 具有高度责任心,在实施老年人日常生活及健康问题的护理时能够关爱、体谅老年人。
2. 掌握老年人日常生活护理的注意事项和皮肤清洁;老年人的饮食护理、便秘、两便失禁、睡眠障碍和跌倒的护理。
3. 熟悉老年人环境的要求与调整;皮肤瘙痒症的护理;老年人的营养与饮食。
4. 了解老年人衣着卫生和如厕的护理;老年人的休息、睡眠、活动和性需求和性生活的卫生。
5. 学会老年人日常生活安全的评估和跌倒/坠床的预防与护理。

工作情景与任务

导入情景:

　　李奶奶,75岁,退休干部。患有高血压20余年,长期服药控制血压。自理能力尚可,但因老化导致进食、行走速度偏慢,部分日常生活活动(如沐浴、穿衣等)需人协助。有2个子女,都已成家并在本市工作,但居住地点均离李奶奶居住的小区较远。自退休以来,一直睡眠情况不好,多梦,早醒。近日,天气变化,因"咳嗽、咳痰、气喘"入院治疗。入院后用抗生素治疗,给予低盐低脂饮食,因夜间睡眠障碍加用艾司唑仑。

工作任务:

1. 为李奶奶制订日常生活安全的指导计划。
2. 对李奶奶正确实施日常生活护理。

　　老年人的日常生活护理包括生活环境的清洁与舒适、饮食与排泄、休息、睡眠与活动、性需求和性生活卫生等方面的护理。所以,老年人日常生活护理应强调帮助老年人维持和恢复基本的生活能力,使其适应日常生活,或在健康状态下独立、方便、高质量地生活,促进老年人的身心健康。

　　老年人的常见健康问题通常表现为跌倒、便秘、尿失禁、皮肤瘙痒症、睡眠障碍等,其发生率随着年龄的增大而增高,尤其好发于高龄老年人和独居老年人。常见健康问题一旦发生可加重原有疾病病情,延长原有疾病病程,增加病人的身心负担,甚至危及生命。多学科的团队协作,积极有效地防治和护理老年人的健康问题,既有助于提高老年人的生命质量,又有利于优化医疗护理资源。

第一节　老年人的日常生活及环境护理

一、老年人日常生活护理的注意事项

（一）鼓励老年人充分发挥其自理能力

老年人由于老化或疾病导致无法独立完成日常生活活动时,需要部分协助或完全性护理。既要满足老年人的生理需要,还要充分调动老年人的主动性,最大限度地发挥其残存功能的作用,尽量让其作为一个独立自主的个体参与家庭和社会生活,满足其精神需要。

（二）保护老年人的安全

1. 防跌倒/坠床　经评估有坠床危险的老年人入睡期间应有专人守护或定时巡视。对睡眠中翻身幅度较大、身材高大或意识障碍的老年人,应在床旁有相应护档,以防坠床摔伤。

2. 防烫伤　老年人对温度感觉迟钝,使用热水袋时应加用布套,水温低于50℃;避免摄入过热的食物,防止食管烫伤等。

3. 防止交叉感染　老年人免疫能力低下,对疾病的抵抗力弱,应注意预防交叉感染。

4. 注意用电安全　向老年人宣传用电安全知识,强调不要在电热器具旁放置易燃物品;及时检修、淘汰陈旧的电器;经常维护供电线路和安装漏电保护装置;在不使用和离开时应关闭电源和熄灭电源;应尽量选择超时断电保护或鸣叫提醒功能的电器,减少因遗忘引发意外。

5. 心理护理　护士应熟悉老年人的生活规律和习惯,及时给予指导和帮助以满足其生活所需,并特别要注意给予足够的尊重,尽量减少其无用感、无助感。

二、老年人对环境的要求与环境设置调整

（一）室内环境

由于老年人在居室内活动的时间较多,老年人居室环境设置上应注意以方便、安全和舒适为原则。要注意室内温度、湿度、采光、通风等方面,让老年人感受到安全与舒适。室温应以22～24℃较为适宜,保持适当的夜间照明,如保证走廊和厕所的灯光、安装地灯等。

（二）室内设备

老年人居室内的陈设应尽量简洁,一般有床、柜、桌、椅即可,以免发生磕碰、绊倒。对卧床老年人进行各项护理活动时,较高的床较为合适。而对于一些能离床活动的老年人,床的高度应便于老年人上下床及活动,其高度应使老年人膝关节成直角坐在床沿时两脚足底全部着地,一般以从床褥上面至地面为50cm为宜。

（三）厨房与卫生间

厨房与卫生间是老年人使用频率较高而又容易发生意外的地方,因此其设计一定要

注意安全。厨房地面应注意防滑,水池与操作台的高度适合老年人的身高,煤气开关应尽可能便于操作,并设有报警装置。卫生间应设在卧室附近,浴室周围应设有扶手,便器旁有呼叫器,地面铺以防滑砖。对于不能站立的老年人可用淋浴椅(图4-1)。浴室设有排风扇以便将蒸汽排除,以免湿度过高而影响老年人的呼吸。

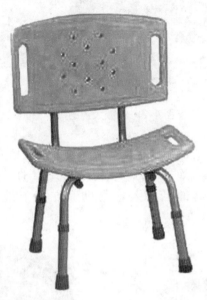

图4-1 淋浴椅

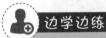
实践3 老年人日常生活安全的指导

第二节 老年人清洁与舒适的护理

一、皮肤清洁

(一)老年人皮肤的特点

老年人的面部皮肤出现皱纹、松弛和变薄,下眼睑出现"眼袋"。全身皮肤变得干燥、多屑和粗糙。皮肤触觉、痛觉、温觉的浅感觉功能减弱,皮肤表面的反应性减低,对不良刺激的防御能力下降,免疫系统的损害往往伴随老化而来,以致皮肤抵抗力降低。

(二)一般护理

老年人在日常生活中要注意保持皮肤清洁,特别是皱褶部位如腋下、肛门、外阴等处,沐浴可清除污垢、保持毛孔通畅,利于预防皮肤疾病。老年人冬季每周沐浴1次,夏季则可每天温水洗浴。对卧床老年人,家属要帮助擦浴。沐浴的室温调节在24~26℃,水温则以40℃左右为宜。沐浴时间以10~15分钟为宜,时间过长易发生胸闷、晕厥等意外。洗浴时应注意避免碱性肥皂的刺激,宜选择弱酸性的硼酸皂、羊脂香皂或沐浴液。老年人的足部要注意清洁,可用带放大镜的指甲剪定期修剪趾(指)甲及脚垫(图4-2)。也可在晚间热水泡脚后用磨石板去除过厚的角化层,涂护脚霜,避免足部的皲裂。

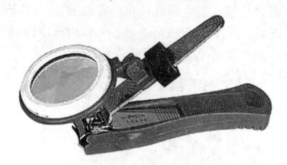

图 4-2 带放大镜的指甲剪

老年人头发与头部皮肤的清洁也很重要。老年人发质较脆弱、稀松而易脱落,做好头发的清洁和保养,可减少脱落、焕发活力。应定期洗头,干性头发每周清洗 1 次,油性头发每周清洗 2 次。对卧床不起的老年人应帮助其在床上洗发,可使用充气式洗头盆(图 4-3)或仰卧洗头盆(图 4-4)。

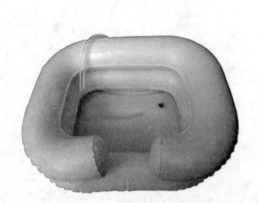

图 4-3 充气式洗头盆

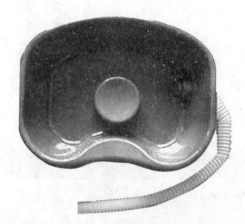

图 4-4 仰卧洗头盆

二、衣着卫生

由于老年人皮肤的特点,其衣着与健康的关系越来越受到护理人员的关注。老年人的服装选择,首先必须考虑实用性,即是否有利于人体的健康及穿脱方便。

老年人体温中枢调节功能降低,尤其对寒冷的抵抗力和适应力降低,因此应根据天气的变化情况和老年人的体质条件,及时增减衣服,在寒冷时节要特别注意衣着的保暖功效。衣服在选料时基本原则是松软、轻便,尽量避免对皮肤的刺激。内衣宜用柔软、吸水性强、透气性良好、不刺激皮肤的棉织品。

老年人衣服款式的选择应考虑安全、舒适、时尚,适合老年人的个性特征及社会活动需求。衣服的式样一般要求较为宽松,方便穿脱,不妨碍活动及便于变换体位。在服装的选择上要注意适合老年人的特点,如尽量选择前开襟上装,减少纽扣的使用,尽量使用橡皮筋或者魔术贴代替,裤子最好采用松紧带,便于老年人穿脱等,可适当考虑流行时尚元素的装扮。

帽子可起到保暖及防暑作用。在鞋子选择方面,选择大小合适的鞋子。应注意避免鞋底太薄、太平。无论在室内还是室外,老年人均应选择防滑鞋,以免发生跌倒。

三、皮肤瘙痒症的护理

皮肤瘙痒症是一种自觉瘙痒而无原发性皮肤损害的皮肤病,临床以皮肤瘙痒为主,搔抓后出现抓痕、血痂、色素沉着及苔藓样改变等各种继发性皮肤变化。

【护理评估】

1. 健康史　询问老年人皮肤瘙痒发生的时间、部位、持续时间、缓解方式等;有无诱因刺激,如严冬时过冷过热的刺激,干燥,湿度低,都易引起皮肤瘙痒;皮毛、化纤品、粗糙内衣也容易刺激瘙痒症发作;是否进食刺激性食物,如饮酒、喝浓茶、咖啡、食虾蟹和海鲜、吃辛辣食物等均可诱发瘙痒。

既往是否有引起皮肤瘙痒的相关疾病如糖尿病、肝肾疾病、寄生虫病、甲状腺功能异常、胆道疾病、肿瘤等。

2. 身体状况　皮肤瘙痒症表现为全身性和局限性。全身性瘙痒症以夜间为重,开始仅有痒感,无任何原发皮疹,由于搔抓出现条状或点状抓痕、血痂、色素沉着,致皮肤肥厚,可继发感染,如毛囊炎、疖肿等;局限性瘙痒症常发生在小腿、阴囊、外阴、肛门周围,局部仅自觉瘙痒,并无皮疹,日久可致皮肤增厚、湿疹样改变。护理人员应重点检查皮肤的完整性、皮肤弹性、是否干燥、有无皮疹和溃疡、有无出血和抓痕等。

3. 心理-社会状况　剧烈皮肤瘙痒可使老年人烦躁不安、食欲减退、睡眠不佳、精神忧郁等,并随情绪好坏加重或减轻。皮肤瘙痒症会影响老年人的社会交往。

4. 辅助检查　全身性瘙痒症要注意检查血糖及甲状腺功能,判断有无糖尿病、甲状腺功能减退等疾病。

【护理诊断】

1. 有皮肤完整性受损的危险　与皮肤瘙痒搔抓损伤皮肤有关。

2. 焦虑　与皮肤瘙痒难忍影响日常生活等有关。

3. 知识缺乏:缺乏对自身原有疾病的了解和保护皮肤及防止皮肤过敏的知识。

【护理措施】

1. 一般护理

(1)皮肤护理:保持皮肤完整性,预防皮肤继发感染,协助老年人剪短指甲,尽量避免搔抓,瘙痒难忍时用指腹按摩代替搔抓;减少洗澡次数,合理调节水温,忌用碱性肥皂,浴后涂擦润肤油。

(2)合理饮食:老年人饮食宜清淡,少吃辛辣刺激性食物,戒烟、限酒,以免加重皮肤瘙痒程度。

2. 用药护理　可使用低浓度类固醇霜剂涂擦皮肤,适当服用抗组胺类药物及温和的镇静剂以减轻瘙痒,防止皮肤继发性损害。

3. 心理护理　查找可能的心理原因加以疏导,或针对瘙痒引起的心理异常进行心理护理。

4. 健康教育　向老年人及家属介绍皮肤瘙痒症的相关知识,治疗原发疾病如糖尿病、肝肾疾病等。养成良好的生活习惯,保持积极乐观的心态,积极配合治疗。

第三节 老年人饮食与排泄的护理

一、老年人的营养与饮食

科学的饮食与营养是维持生命活动的基本需要,是维持和恢复健康的基本手段。饮食的制作和摄入过程对老年人来说是精神上的满足和享受。因此,合理营养,平衡膳食,是老年人日常生活护理中的一个重要课题。

(一)老年人的营养需求特点

老年人器官老化,功能衰退,对各种营养素的需要与其他人群有所不同。同时老年人户外活动及运动量减少,基础代谢降低,热能消耗减少,因此,老年人的饮食中所含的营养素应做到种类齐全,数量适宜,比例适当,达到平衡。

1. 糖类(碳水化合物) 糖类供给能量应占总热能的 55%~65%。老年人摄入的糖类以多糖为好,如谷类、薯类含较丰富的淀粉。

2. 蛋白质 原则上应该是优质少量。尽量保证优质蛋白质应占摄取蛋白质总量的50% 以上,如豆类、鱼类等可以适量多吃。

3. 脂肪 脂肪供给能量不超过总热量的 20%~25%,并应尽量选用含不饱和脂肪酸较多的植物油,而减少膳食中饱和脂肪酸和胆固醇的摄入。

4. 无机盐 加强食物中钙与铁的供应。含钙高的食物有奶类及奶制品、豆类及豆制品,以及坚果,如核桃、花生等,含铁高的食物有肝脏、黑木耳、海带、猪血等。同时,应减少盐的摄入量。

5. 维生素 富含维生素 A、维生素 B_1、维生素 B_2、维生素 C、维生素 E 的饮食,可增强机体的抵抗力,特别是 B 族维生素能增加老年人的食欲。

6. 膳食纤维 主要包括淀粉以外的多糖,主要存在于谷、薯、豆、蔬果类等食物中。适当增加膳食纤维的摄入,既有利于促进肠蠕动减少便秘的发生,又有利于预防结肠癌及降低血清胆固醇。

7. 水 老年人每日饮水量一般以 1500ml 左右为宜。饮食中适当增加汤羹类食品,既能补充营养,又可补充相应的水分。

(二)影响老年人营养摄入的因素

1. 生理因素 牙齿松动或缺失以及咀嚼肌群的肌力低下可影响老年人的咀嚼功能;对食物的消化吸收功能下降,导致老年人所摄取的食物不能有效地被机体所利用,特别是当摄取大量的蛋白质和脂肪时,容易引起腹泻。

2. 心理因素 厌世或孤独者,入住养老院或医院而感到不适应者,精神状态异常的老年人易出现饮食异常。

3. 社会因素 老年人的经济情况、生活环境以及宗教信仰等对其饮食习惯影响很大。

(三)老年人的饮食原则

1. 平衡膳食 老年人应保持营养的平衡,适当限制热量的摄入。

2. 易于消化 食物加工要做到细、软、松,便于咀嚼和消化。

3. 温度适宜 饮食宜偏温热,不宜过烫。

4. 少量多餐 少量多餐是老年人较为适宜的饮食习惯。

二、老年人的饮食护理

（一）食物的选择

1. 咀嚼、消化吸收功能低下者　食物加工软、细、松而易于消化,选用富含纤维素的蔬菜类,如青菜、根菜类等食物以减少便秘的发生。

2. 吞咽功能低下者　对吞咽功能障碍的老年人,因某些食物容易产生误咽,如酸奶、汤面等,应选择黏稠度较高的食物。

（二）一般护理

进餐时,室内的空气要新鲜,争取和家人一同进餐,鼓励老年人自己进餐,最好取坐位。

（三）特殊护理

1. 卧床老年人的护理　对卧床的老年人可帮助其坐在床上使用床上餐桌进餐(图4-5),亦可协助喂饭。

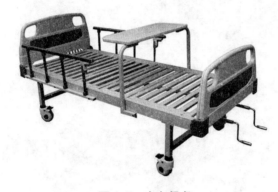

图4-5　床上餐桌

2. 视力障碍老年人的护理　向老年人说明餐桌上食物的种类和位置,并帮助其用手触摸以便确认。为其制作美味的食物、营造良好的进餐氛围,可以增进食欲。

3. 吞咽能力低下老年人的护理　对吞咽能力低下的老年人,很容易将食物误咽入气管,尤其是卧床老年人,更易引起误咽。一般采取坐位或半坐位比较安全。

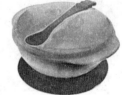

4. 上肢障碍老年人的护理　对上肢障碍的老年人,自己摄入食物出现困难,为了能自行进餐,可选择各种特殊的餐具,如专用的碗、勺(图4-6),用弹性绳子将两根筷子连在一起以防脱落。

图4-6　带吸盘的碗、勺

三、老年人如厕的护理

（一）老年人排尿的护理

生活能自理的老年人,应合理安排饮水的时间和量,白天适当地多饮水,晚餐后要限制饮水,睡前排空膀胱,以减少夜尿现象。夜间宜在床边排尿,以避免意外。如长时间卧床,应床边放置屏风或床上排尿等。

（二）老年人排便的护理

老年人排便宜取坐位。卧床的老年人可床边排便或使用移动坐便椅(图4-7)排便,病情较重者尽量将床头抬高,或取半卧位,在床上使用便器。有条件的可使用带便器的床(图

4-8）。特别注意提醒老年病人定时排便，养成良好的排便习惯。

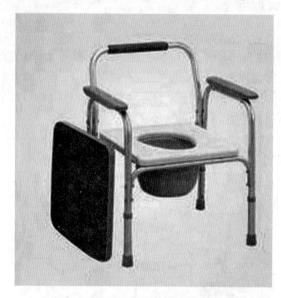

图4-7 移动坐便椅

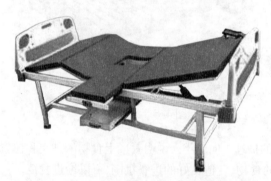

图4-8 带便器的床

四、老年人便秘的护理

便秘是指排便困难，排便次数每周少于3次且粪便干结，便后无畅快感。便秘是老年人的常见症状，随着年龄的增长而加重，其发生率为5%～30%，长期卧床老年人可高达80%，严重影响老年人的生活质量。

【护理评估】

1. 健康史 询问老年人最近一次排便的时间、排便次数、性状、有无伴随症状；日常饮食量、种类、饮水量、活动、运动情况；是否患有可能导致便秘的疾病，如肠道疾病、神经性疾病、内分泌疾病等；是否正在服用易导致便秘的药物，如镇痛药、麻醉药、抗胆碱能药等；有无精神抑郁等。

2. 身体状况 便秘病人可表现为左下腹胀痛，排便不畅。严重的慢性便秘病人可发生头晕、乏力、食欲差、恶心、口臭、精神淡漠等自体中毒的毒血症症状。左下腹可扪及粪块或痉挛之肠型。直肠指检以排除直肠、肛门的疾病。

3. 心理-社会状况 老年人由于长期便秘,焦虑不安、精神紧张、恐惧,进一步加重便秘的发生。

4. 辅助检查 为了排除结肠、直肠病变及肛门狭窄等情况,根据情况选择辅助检查,如结直肠镜、钡剂灌肠等。

【护理诊断】

1. 便秘 与老化、活动减少、不合理饮食、药物副作用等有关。

2. 焦虑 与病人担心便秘并发症及其预后有关。

3. 知识缺乏:缺乏合理饮食、健康生活方式及缓解便秘方法等相关知识。

【护理目标】

1. 老年人便秘缓解或消失。

2. 老年人焦虑情绪得到缓解。

3. 老年人能描述便秘的因素及相关知识。

【护理措施】

1. 一般护理

(1)老年人养成良好的排便习惯:①定时排便,早餐后、用餐后 1 小时或临睡前按时如厕;排便时取坐位,勿用力过猛。②保证良好的排便环境,便器应清洁而温暖。

(2)指导使用辅助器:为体质虚弱的老年人面前放置椅背,指导老年人在坐位时把脚踩在小凳子上等。

2. 用药护理

(1)口服泻药:①老年体弱、高血压、心力衰竭、痔、疝等老年人宜用液状石蜡、麻仁丸等作用温和的药物。②大黄、番泻叶、果导等易引起腹泻,遵医嘱使用。③避免长期服用泻药,以免造成营养丢失及产生药物依赖性。

(2)外用简易通便剂:老年人常用简易通便剂,如开塞露、甘油栓、肥皂栓等,达到通便效果。

(3)人工取便法、灌肠法:严重便秘者必要时给予人工取便法或灌肠。

3. 心理护理 耐心听取老年人的倾诉,取得老年人的信任,反复强调便秘的可防治性,增加老年人的信心。

4. 健康教育

(1)适当运动和锻炼:①参加一般运动:老年人可适当参加体育锻炼,如散步、慢跑、太极拳等。②避免久坐久卧。③腹部按摩:取仰卧位,用手掌从右下腹开始沿顺时针向上、向左、再向下至左下腹,按摩至左下腹时应加强力度,每次 5 ~ 15 圈,每天 2 ~ 3 次,站立时亦可。④收腹运动和肛提肌运动:收缩腹部与肛门肌肉 10 秒后放松,重复训练数次。⑤卧床锻炼:躺在床上,将一条腿屈膝抬高到胸前,每条腿练习 10 ~ 20 次,每天 3 ~ 4 次;从一侧翻身到另一侧,10 ~ 20 次,每天 4 ~ 10 次。

(2)调整饮食习惯:①多饮水:如无限制饮水的疾病,则保证每天的饮水量 2000 ~ 2500ml,清晨空腹饮一杯温开水等。②摄入足够的膳食纤维及富含维生素 B 的食物。增加润肠道食物的摄入,减少饮用浓茶或含咖啡因的饮料,禁食生冷、辛辣及煎炸刺激性食物。③满足老年人排便时私人空间需求。

【护理评价】

1. 老年人便秘是否缓解或消失。

2. 老年人焦虑情绪是否得到缓解。

3. 老年人是否能描述便秘的因素及相关知识。

五、老年人两便失禁的护理

（一）老年人尿失禁的护理

尿失禁是指由于膀胱括约肌的损伤或神经功能障碍而丧失排尿自控的能力,使尿液不受主观控制而自尿道口溢出或流出的状态。

【护理评估】

1. 健康史 询问老年人是否有尿频、尿急,咳嗽、打喷嚏或大笑时有尿液滴出情况;是否身体虚弱、活动障碍;有无抑郁等心理问题等;是否有泌尿系统感染、前列腺增生、尿道狭窄、脑卒中等;是否使用某些易致尿失禁的药物。对女性老年人还要询问既往分娩史、有无阴道手术史。

2. 身体状况 尿道周围皮肤潮湿不适、瘙痒,影响老年人的睡眠;会阴部皮肤可有红肿、发炎、溃破现象,易发生压疮。

3. 心理-社会状况 尿失禁造成的身体异味、反复尿路感染及皮肤糜烂等,容易给老年人及其家庭带来经济和精神负担,引起老年人心理问题等。

4. 辅助检查 根据情况选择相应的辅助检查,包括尿常规、膀胱镜、B超、尿液动力学检查等,进一步明确病因。

【护理诊断】

1. 压力性尿失禁 与老年退行性变化、肥胖、手术等情况有关。

2. 社会交往障碍 与尿频、异味引起的担心、困窘和不适等有关。

3. 知识缺乏 缺乏尿失禁预防、治疗及护理等知识。

4. 有皮肤完整性受损的危险 与辅助用具使用不当,尿液刺激局部皮肤等有关。

【护理措施】

1. 协助行为治疗

(1)生活方式干预:合理膳食,规律运动,减轻体重,戒烟等。

(2)盆底肌肉训练:①站立位:双脚分开与肩同宽,收缩骨盆底肌肉并保持10秒,然后放松10秒,重复此组动作15次。②坐位:双脚平放于地面,双膝微微翻开与肩同宽,双手放于大腿上,身体微微前倾,收缩骨盆底肌肉同站立位。③仰卧位:双膝微屈45℃,收缩骨盆底肌肉同站立位。

(3)膀胱训练:①嘱咐老年人白天每小时饮水1500～2000ml。②急迫性尿意感时如厕排尿。③自行控制排尿,2小时没有尿失禁现象,则可将排尿间隔延长30分钟,直到将排尿时间逐渐延长至3～4小时。

2. 用药护理 治疗尿失禁的药物有一线药物:托特罗定、曲司氯铵及索利那新等,其他药物有镇静抗焦虑药、钙通道阻滞药及前列腺素合成抑制剂等。

3. 手术护理 各种非手术治疗无效者,或伴有盆腔脏器脱垂、尿失禁严重影响生活质量者可根据老年人具体情况选择不同的手术治疗。

4. 心理护理 从老年人的角度思考及处理问题,与其亲友和照顾者谈及其健康问题,增强老年人应对尿失禁的信心,减轻老年人的焦虑情绪。

5. 健康教育

（1）皮肤护理：每日用温水擦洗，保持会阴部皮肤清洁干燥，预防压疮等皮肤问题的出现。

（2）饮水：保持每日摄入 2000 ~ 2500ml 水，避免摄入有利尿作用的咖啡、浓茶等。

6. 康复活动　鼓励老年人坚持做盆底肌肉和膀胱训练等活动，促进尿失禁的康复。

 知识窗

凯格尔运动

凯格尔运动，又称会阴收缩运动，原是一种为了治疗产后大小便失禁的手段。它以洛杉矶医生阿诺德·凯格尔的名字命名，是他在 20 世纪 40 年代推广了这项运动。凯格尔运动的目的是加强盆腔底部肌肉的力量，增强尿道和肛门括约肌的功能，防止尿失禁和大便失禁。

（二）老年人大便失禁的护理

大便失禁是指排便不受意识控制而不自主排出，常同时伴随便秘和尿失禁发生。

【护理评估】

1. 健康史　询问老年人大便失禁的性质、程度、每日的排便次数；排便的自控能力；是否有引起排便失控的痴呆、精神障碍；有无手术、产伤、外伤史，有无各种原发性疾病如肠炎、甲亢等；是否用一些可致大便失禁的药物；有无神经系统的病变和损伤。

2. 身体状况　大便失禁表现为不同程度的不自主排便，可伴有粪便污染、溃疡、湿疹、黏膜突出、肛门扩张等，并发水、电解质紊乱。因轻度大便失禁，症状轻微，内裤偶尔有粪便，容易被病人本人忽视，应仔细询问。

3. 心理-社会状况　大便失禁的老年人，经常有难以启齿、意志消沉、孤僻、害怕被发现的灰色心理，如不及时防治，则会使他们精神颓废。

4. 辅助检查　根据情况选择相应辅助检查，包括直肠指诊（检查肛门括约肌收缩力、肛门直肠环张力）、生理盐水灌肠试验、直肠镜检等。

【护理诊断】

1. 排便失禁　与肛门括约肌不受意识的控制有关。

2. 有皮肤完整性受损的危险　与粪便污染肛周皮肤导致湿疹、溃疡有关。

3. 社交障碍　与排便失禁引起窘迫、异味、不适有关。

【护理措施】

1. 一般护理　建议老年人进食营养丰富、易消化吸收的食物；保持床褥和衣服清洁。

2. 进行排便控制训练　每隔 2 ~ 3 个小时给老年人一次便盆，训练良好的排便习惯。

3. 心理护理　大便失禁的老年人常因排便失去控制而感到自卑、焦虑、羞愧，护理人员应多理解、尊重老年人，给予心理疏导和安慰。

4. 健康教育　教会老年人进行肛门括约肌及盆底部肌肉的锻炼，逐步恢复肛门括约肌的控制力；指导老年人及家属保持被服清洁干燥，定时通风换气，保持室内空气清新，使老年人心情舒畅。

第四节 老年人休息、睡眠与活动的护理

一、老年人的休息、睡眠

(一)老年人休息的特点

休息指一段时间内相对地减少活动,使身体各部分放松,处于良好的心理状态,以恢复精力和体力的过程。休息并不意味着不活动或睡眠,变换一种活动方式也是休息,如看书、看电视坐久了,可站立活动一下或外出散步,长时间做家务后听听音乐、下盘棋等均是休息。老年人相对需要较多的休息,应注意休息质量,有效的休息应满足三个基本条件:充足的睡眠、心理的放松、生理的舒适。

(二)老年人睡眠的特点

老年人睡眠表现为入睡潜伏期延长,睡眠中觉醒次数和时间均增加,深睡眠明显减少。老年人的睡眠模式发生了改变,出现睡眠时相提前,表现为早睡、早起;也可出现多相性睡眠模式,表现为夜间睡眠减少、白天瞌睡增多。由于老年人身体功能衰退,疲劳后恢复较慢,故应增多睡眠。

二、老年人的活动

活动可促进人体的新陈代谢,使组织器官充满活力,而且能增强和改善机体功能,从而延缓衰老。

(一)老年人的活动强度

老年人的活动种类可分为:日常生活和家务活动、娱乐活动、体育锻炼。比较适合老年人选择的锻炼项目有散步、慢跑、游泳、太极拳与气功等。有效的运动要求足够而安全的强度,健康老年人的活动强度应根据个人的能力及身体状态来选择。

(二)老年人活动的注意事项

1. 正确选择 老年人可以根据自己的年龄、健康状况、场地,选择适当的活动项目。
2. 循序渐进 应先选择相对易开展的活动项目,再逐渐增加运动的量、时间、频率。
3. 持之以恒 通过锻炼增强体质、防治疾病,要有一个逐步积累的过程。
4. 活动时间 老年人活动的时间以每天 1~2 次,每次 30 分钟左右,一天活动总时间不超过 2 个小时为宜。
5. 活动场地与气候 活动场地尽可能选择空气新鲜、安静清幽的公园、树林、操场等地。注意气候变化,夏季户外活动要防止中暑,冬季则要防止跌倒和感冒。
6. 其他 年老体弱、患有多种慢性病或平时有气喘、心慌、胸闷或全身不适者,应请医生检查,并根据医嘱进行活动,以免发生意外。

(三)患病老年人的活动

老年人常常因疾病困扰而导致活动障碍,因此,对各种患病的老年人,都要通过帮助其活动,以维持和增强日常生活的自理能力。

1. 瘫痪老年人 可借助助行器(图 4-9、图 4-10)等辅助器具进行活动。一般来说,手杖(图 4-11)适用于偏瘫或单侧下肢瘫痪病人,前臂杖和腋杖适用于截瘫病人。

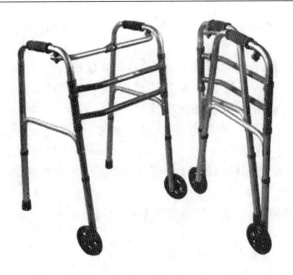

图4-9　助行器

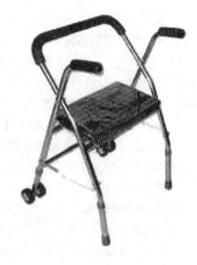

图4-10　带座助行器

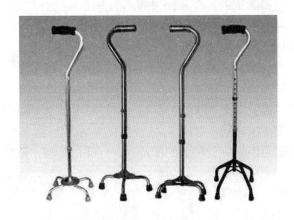

图4-11　多脚拐杖

2. 为治疗采取制动状态的老年人　应确定尽可能小范围的制动或使其处于安静状态，尽可能地做肢体的被动运动或按摩等。

3. 不愿甚至害怕活动的老年人　说明活动的重要性及其对疾病进程的影响，尽量提高其兴趣和信心。

4. 痴呆老年人　为了延缓痴呆老年人病情的发展，必须给予其适当的活动机会，以增加他们与社会的接触，提高其生活质量。

三、老年人睡眠障碍的护理

睡眠障碍是老年人常见的症状之一。睡眠障碍是指睡眠的解剖部位发生病变或生理功能紊乱，引起睡眠异常及睡眠过度等症状。

【护理评估】

1. 健康史　询问老年人睡眠情况，如"每晚几点入睡？能睡多长时间？"、"上床后需多长时间能入睡？"、"夜间是否经常醒来？"，再次入睡情况等；睡眠中是否有打鼾，呼吸及异常行为等；有无引起睡眠障碍的社会、心理因素存在等。

既往有无高血压、冠心病、肺气肿等病史;有无服用引起睡眠障碍的药物情况;有无吸烟、饮酒和喝咖啡的习惯等。

2. 身体状况　老年人睡眠障碍可表现为:长时间(1 个月以上)夜间有效睡眠时间缩短,每晚少于 6 个小时,白天瞌睡;睡眠浅,夜间觉醒次数增加,醒后感到疲乏,整日精神不振,昏昏欲睡;入睡困难或早醒,睡眠潜伏期大于 30 分钟,常感睡眠不佳。

3. 心理-社会状况　睡眠障碍影响一个人的心理状态,使人精神萎靡、情绪低沉、急躁紧张,记忆能力及思维的灵活性减低。

4. 辅助检查　目前国际上诊断各种睡眠障碍疾病的方法为多导睡眠图(PSG)检测。

【护理诊断】

1. 睡眠型态紊乱　与焦虑、抑郁、疾病困扰、不适当的刺激因素有关。

2. 焦虑　与入睡困难、正常生活受干扰等因素有关。

3. 有活动无耐力的危险　与睡眠不足、老年疾病干扰有关。

【护理目标】

1. 老年人能描述妨碍睡眠的原因和促进睡眠的方法。

2. 老年人主诉能够得到充分的睡眠,休息后精神面貌良好。

3. 老年人日常生活逐渐恢复正常。

【护理措施】

1. 一般护理

(1)环境:以安静、舒适、安全、整洁为原则。睡前根据习惯调节房间的光线、温度、湿度,避免噪声等;注意卧具的清洁平整,棉被厚薄适宜,枕头高度合适。

(2)睡前安排:根据习惯做好就寝前的准备,如睡前淋浴、温水泡脚、背部按摩、喝牛奶或热饮料、放松练习等。

(3)睡眠指导:睡前不宜吃得过饱,饮水过多;不宜喝浓茶和咖啡;不宜从事过分紧张的脑力劳动和剧烈的活动;不宜看情节惊险的电视或小说等。

2. 用药护理　当所有促进睡眠的方法都无效时,可服用镇静催眠药或抗精神病类药物。需要告知老年人遵医嘱服药的重要性,避免私自停药或改变药量,同时应注意观察药物有无宿醉反应和成瘾性。

3. 心理护理

(1)支持性护理:根据老年人的心理特征及影响心理状态的因素,护理人员应指导家庭成员主动参与改善老年人睡眠的工作。

(2)改善人际关系。

(3)帮助老年人转化角色、改变认知。

(4)行为疗法:松弛疗法、自身控制训练、生物反馈疗法、沉思训练等。

4. 积极治疗原发病　老年睡眠障碍常与躯体疾病或精神障碍相伴发生,因此,治疗原发疾病更为重要。

5. 健康教育　护理人员应向老年人讲解睡眠障碍的原因、性质,介绍睡眠的卫生知识等。指导老年人建立良好的睡眠习惯,养成良好的行为和生活方式。

【护理评价】

1. 老年人是否能描述妨碍睡眠的原因和促进睡眠的方法。

2. 老年人是否能够得到充分的睡眠,休息后精神面貌良好。

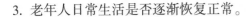

3. 老年人日常生活是否逐渐恢复正常。

四、老年人跌倒的护理

跌倒是一种不能自我控制的意外事件,指个体突发的、不自主的、非故意的体位改变,而脚底以外的部位停留在地面或更低的地方。

【护理评估】

1. 健康史

(1)引起老年人跌倒原因主要包括内因与外因两个方面。

1)外因:询问老年人有无危险的地面因素(如地面有积水、过滑,地毯不平整,过道设有障碍物,有门槛等);有无危险的家居因素(家具多、摆放不当,床、椅的高度不合适或床垫过于松软);有无危险的卫生设施因素(盥洗间、卫生间四周无扶手,坐便器过低、无扶手,浴缸过高,浴缸内无防滑垫);有无光线过暗或过明;是否搬迁到陌生的环境;衣着穿戴是否合适;轮椅或床是否制动不好;助步器是否合适等。

2)内因

①生理因素:随年龄增长,老年人视力下降、视物不清,听觉、触觉、前庭及本体觉等功能均有损害及减退,使传入中枢神经系统的信息减少,影响大脑分析、判断的准确性;老年人的肌肉力量特别是股四头肌力量下降,使发生跌倒的危险性增加。

②病理因素:A. 心脑血管疾病如椎基底动脉供血不足、高血压、直立性低血压等。B. 神经系统疾病如老年痴呆、偏瘫、癫痫等。C. 骨关节疾病如颈椎病、骨质疏松、类风湿关节炎等。D. 感官系统疾病如白内障、青光眼等。

③药物因素:老年人跌倒与药物副作用有关。服用镇静催眠药、镇痛药、抗抑郁药、抗焦虑药、抗高血压药、抗心律失常药、利尿剂、氨基糖苷类抗生素和降血糖药等,对神志、精神、视觉、血压、步态和平衡功能均有不同程度的影响,导致跌倒的发生率增高。

(2)跌倒时情况:跌倒的方式(滑倒、绊倒、晕倒)、时间、地点,以及跌倒时所处的活动状态。有无跌倒先兆症状如头晕、心悸、胸痛、呼吸短促等;有无目击者;跌倒后有无意识状态的改变,能否站起来等。

(3)其他:询问老年人是否发生过跌倒以及跌倒的次数和情况;是否存在与跌倒有关的疾病及其诊治情况;询问老年人常用的药物尤其是近一周来的用药情况,有无惧怕跌倒的心理。

2. 身体状况 老年人跌倒后可并发多种损伤,如软组织损伤、骨折、关节脱位及内脏损伤等,可出现局部疼痛、肿胀及肢体功能障碍等。

体格检查要全面,首先要检查病人的生命体征和意识状态,判断生命体征、意识;细致地检查头部、胸部、腹部、脊柱、四肢及神经系统;重点检查着地部位和受伤部位。

3. 心理-社会状况 特别关注有跌倒史的老年人,可能会产生跌倒后恐惧心理,往往因害怕再次跌倒而减少活动和外出,对老年人的身心产生负面影响,致使其生活质量下降。

4. 辅助检查 辅助检查包括:影像学检查、实验室检查、诊断性穿刺等。

【护理诊断】

1. 急性疼痛 与跌倒后组织损伤有关。

2. 恐惧 与害怕再跌倒有关。

3. 有受伤的危险 与跌倒有关。

4. 自理缺陷 与跌倒后损伤有关。

【护理目标】

1. 老年人跌倒后得到正确有效的处理和护理,疼痛逐渐缓解。

2. 老年人恐惧心理缓解。

3. 老年人能列举跌倒的危险因素,主动进行自我防护。

4. 老年人生活自理能力得到改善。

【护理措施】

1. 一般护理 严密观察生命体征、瞳孔大小及对光反射等;根据老年人的日常生活活动能力,提供相应的基础护理;预防压疮、肺部感染、尿路感染等并发症。

2. 心理护理 通过教育,使老年人了解自己的健康状况和生活自理能力,克服不服老,不愿麻烦别人的心理,要建立独立-依赖的平衡理念,在遇到困难时应主动向他人求助,以减少跌倒的发生。

3. 健康指导

(1)增强防跌倒意识:加强防跌倒知识和技能的宣传,告知老年人及其家属在老年人发生跌倒时的不同情况,如何自我处置和寻求帮助等。

(2)合理运动:指导老年人坚持参加适宜的、规律的体育锻炼,以增强其肌肉力量、柔韧性、协调性、平衡能力,减少跌倒的发生。

(3)合理用药:指导老年人按医嘱正确服药,不要随意加药或减药,尽可能减少用药的剂量,了解药物的副作用,注意用药后的反应。

(4)选择适当的辅助工具:指导老年人使用合适的拐杖等助行器。

(5)创造安全的环境:保持室内明亮,保持地面干燥、平坦、整洁;将经常使用的东西放在伸手容易拿到的位置;衣着舒适、合身,尽量避免穿拖鞋、高跟鞋以及易滑倒的鞋;睡眠时可在床边加床档,睡前最好将便器置于床旁。

(6)积极防治引起跌倒的疾病:有效控制血压,防止低血糖和直立性低血压的发生,纠正心律失常等,以减少和避免跌倒的发生。

【护理评价】

1. 老年人跌倒后是否得到正确有效的处理和护理。

2. 老年人的恐惧心理是否缓解。

3. 老年人是否能列举跌倒的危险因素,是否主动进行自我防护。

4. 老年人生活自理能力是否得到改善。

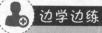 边学边练

实践4 老年人跌倒/坠床的评估及预防和护理

第五节 老年人的性需求和性生活卫生

一、老年人的性需求与现状

(一)老年人的性需求

性需求是人类的基本需要,不会因为疾病或年龄的不同而消失,即使患慢性病的老年人

仍应该享有完美的性生活。性生活会使老年夫妻双方更多地交流感情,产生相依为命的感觉,使晚年的生活变得丰富,从而有效地减少孤独、寂寞、空虚等影响寿命的不良情绪。

(二)老年人的性生活现状

目前有关老年人性生活方面的调查极少,但可从老年人婚姻状况进行侧面了解。由于老年人再婚所遭受的社会舆论压力,及其子女对老年人赡养、财产分配等问题的顾虑,许多丧偶老年人不得不孤独终老。

二、影响老年人性需求与性生活的因素

(一)生理功能衰退

男性表现为阴茎萎软、勃起不坚和不久,睾丸萎缩,性激素分泌减少,性欲下降;女性表现为外阴、生殖道萎缩,阴道分泌物减少,阴道干涩,子宫和卵巢萎缩,雌性激素分泌减少,性欲淡漠。正常老化虽然会引起器官或性反应发生改变,但不会导致无法进行性行为或无法感受性刺激。

(二)老年人常见疾病与药物的影响

患有高血压、冠心病、糖尿病、慢性阻塞性肺疾病及泌尿生殖系统疾病的老年人在心理上有阴影,直接或间接地影响了老年人的性生活。除疾病影响外,一些药物的副作用也常是影响性功能的重要因素,如抗精神病药物、镇静催眠药物和一些抗高血压药物等,这些药物长期服用,会降低性欲,影响性生活。

(三)老年人与性有关的知识、态度

随着老化的进展,老年人的性能力及其对性刺激的反应发生了变化,由于缺乏相关的知识,多数老年人并不了解性的需求是正常现象,因而降低了性生活的兴趣。因此,消除误区是处理老年人性问题的第一步,也是护理人员需要面对的问题。

(四)社会文化及环境因素

社会上有许多现实的环境与文化因素影响老年人的性生活。长期养老机构中房间设置往往如学生宿舍般的"整洁",即使是夫妻同住的房间也只放置两个单人床。中国传统的面子、羞耻等价值观,都是老年人可能面临的问题。老年同性恋、自慰、再婚等很难被社会接受等,都有可能导致老年人正常的性需求无法满足。

(五)其他

照顾者的知识态度也是影响老年人性生活的因素之一。目前我国的养老方式仍以家庭养老为主,家人一般很少顾及老年人这方面的需求。寡居或鳏居老年人的性需求是目前老年护理中的一大难题。

三、老年人性生活的护理与卫生指导

(一)一般指导

1. 树立正确的性观念 正视老年人的性需求,将性生活作为有利于健康的一种正常生理需求来看待。

2. 鼓励伴侣间的沟通 必须鼓励和促进老年人与其配偶或性伴侣间的沟通,相互理解和信任。

3. 营造合适的环境 老年人基本的环境要求应具有隐私性及自我控制的条件,如门窗的隐私性、床的高度以及适用性等。

4. 多方式性满足　对于老年人来说,一些浅层的性接触,也可使其获得性满足,如彼此之间的抚摸、接吻、拥抱等接触性性行为。

5. 其他　低脂饮食可保持较佳的性活动,而高脂易引起心脏及阴茎的血管阻塞而造成阴茎勃起功能障碍。老年女性由于雌激素水平下降而导致阴道黏液较少,可使用润滑剂来进行改善。

（二）性卫生的指导

性卫生指导包括性生活频度的调适、性器官的清洁以及性生活安全等。一般以性生活的次日不感到疲劳且精神愉快较好为标准。男女双方在性生活前后都要清洗外阴,即使平时也要养成清洗外生殖器的习惯。

（三）对患病老年人的指导

1. 对患心脏病的老年人的指导　应充分了解老年人心脏病的性质和轻重,采取相应的措施,在心脏允许的限度内进行性生活。必要时可与医师的用药取得协调,在性活动前 15 ~ 30 分钟服用硝酸甘油,以达到预防的效果。

2. 对呼吸功能不良的老年人的指导　指导老年人学会在性活动中应用呼吸技巧来提高氧的摄入和利用,在姿势安排上,可采用侧卧或面对背的姿势以减轻负担,或进行中以侧卧方式休息。

3. 对其他老年人的指导　前列腺肥大是老年人的常见病,应告之逆向射精是无害的,不要因此而心生恐惧;子宫切除后亦不影响性生活;糖尿病病人可以通过药物或润滑剂等的适当使用而使疼痛改善等。

（常利普）

 思考题

1. 范爷爷,70 岁,丧偶,子女均在国外,大学文化程度。退休前为一家杂志社的编辑。除外出购物,不爱活动。白天大部分时间在家看书报或电视节目,喜欢吃肉,不爱吃蔬菜,嗜辣。体检结果显示,除血脂偏高外,无其他异常。最近一段时间自觉排便困难,每周排便 2 ~ 3 次,大便干结,自己曾到药房购买酚酞片服用,但自觉效果不佳,食欲略有下降,故前来就诊。

请问:

(1)根据现有资料,考虑范爷爷出现了什么问题? 其原因是什么?

(2)应采取哪些措施改善范爷爷目前的健康状况?

2. 刘大妈,62 岁。自退休以来,心情郁闷,一直觉得睡眠情况不好,医院体检显示无明显器质性病变。自诉以前工作较忙,每日睡眠时间在 7 小时左右,目前晚间睡眠时间变少,多梦,早醒。为弥补夜间睡眠不足,每日下午睡眠达 2 ~ 3 小时,不参加锻炼。

请问:

(1)刘大妈的睡眠状况可能与哪些因素有关?

(2)采用哪些措施可有效改善刘大妈的睡眠状况?

第五章 老年人的安全用药与护理

 学习目标

1. 具有尊敬老年人,耐心、细心对待老年人的职业素质,并具有重视老年人安全用药的意识。
2. 掌握老年人药物选择和应用原则;常见药物不良反应;老年人安全用药指导。
3. 熟悉老年人用药情况的评估。
4. 了解老年人药物代谢动力学、药物效应动力学的特点。
5. 学会运用老年人药物应用的相关知识和技巧,指导老年人安全用药。

第一节 概 述

药物治疗是老年人维持健康、治疗疾病、延缓生命的主要措施之一。随着年龄增长,机体各器官结构与功能逐渐发生退化,同时老年人病情复杂,肝肾功能减退,药物的代谢及排泄减慢,容易发生药物中毒或药物的不良反应。老年人由于视力、听力减退,记忆力下降,对药物治疗的作用、服药时间、用法常不能正确理解,因此,应特别注意老年人的用药安全,才能使药物治疗更安全、更有效。

一、老年人药物代谢动力学特点

老年药物代谢动力学是研究药物在老年人体内的吸收、分布、代谢(生物转化)和排泄过程及药物浓度随时间变化规律的科学。绝大多数口服药物(被动转运吸收药物)吸收不变,主动转运吸收药物吸收减少,药物代谢能力减弱,药物排泄功能降低,药物消除半衰期延长,血药浓度增高。

(一)药物的吸收

药物吸收是指用药后药物从用药部位透入血管,进入血液循环的过程。口服给药是最常用的给药途径。老年人胃肠道的组织结构及功能均发生变化,会影响到对药物的吸收。影响老年人药物胃肠道吸收的因素如下:

1. 胃液 pH 升高和胃酸分泌减少,影响弱酸性药物的吸收。
2. 胃肠道和肝血流减少,使药物的吸收速度及消除减慢。
3. 胃排空速度减慢,使药物吸收延缓,速率降低,有效血药浓度到达的时间推迟,特别对于在小肠远端吸收的药物或肠溶片有较大影响。

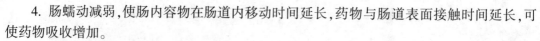

4. 肠蠕动减弱,使肠内容物在肠道内移动时间延长,药物与肠道表面接触时间延长,可使药物吸收增加。

（二）药物的分布

老年人机体的药物分布是指药物吸收进入血液循环后向各组织器官及体液转运的过程。药物分布不仅关系到药物的贮存蓄积、消除速率,也影响药效和毒性。影响药物分布的主要因素有:药物与血浆蛋白结合的量、药物与组织的亲和力、组织血液灌注量等。

1. 药物与血浆蛋白结合的量　老年人血浆蛋白浓度下降,使结合型药物减少,非结合型药物增多。同样的血药浓度下,药物效应增强,毒副反应增大。

2. 药物与组织的亲和力　老年期细胞内液减少,使机体总水量减少,故水溶性药物如吗啡等分布容积减小,血药浓度增加。老年人脂肪组织增加,非脂肪组织逐渐减少,所以脂溶性药物如地西泮、利多卡因等在老年人组织中分布容积增大,药物作用持续较久,半衰期延长,易导致蓄积中毒。

3. 组织血液灌注量　老年人心排血量较中青年人低,血流灌注不足,肝与肾血流量均有所减少,肝血流量减少可使某些药物代谢清除减少,直接影响药物到达组织器官的浓度。此外老年人血管粥样斑块形成、弹性减低、管腔狭窄,也会影响药物的分布。

（三）药物的代谢

老年人肝血流量仅是青年人的40%～50%,90岁以上仅为30%。随着年龄的增加,功能性肝细胞减少、肝血流量减少、肝药酶活性下降,导致对主要经肝脏代谢灭活药物(如氯霉素、利多卡因、普萘洛尔等)的代谢能力下降,血药浓度增高或消除延缓,不良反应增加。

 临床应用

血药浓度的监测

老年人肝脏代谢药物的能力改变不能采用一般的肝功能检查来预测,这是因为肝功能正常不一定说明肝脏代谢药物的能力正常。一般认为,血药浓度可反映药物作用强度,血浆半衰期可作为预测药物作用和用药剂量的指征。但是还应注意血浆半衰期并不能完全反映出药物代谢、消除过程和药物作用时间。如米诺地尔作为长效降压药,其血浆半衰期为42小时,但降压效果可持续3～4天,这是由于药物与血管平滑肌结合,使其作用持续时间远远超过根据血浆半衰期所预测的时间。

（四）药物的排泄

老年人肾功能减退,包括肾血流量减少、肾小球滤过率降低、肾小管的主动分泌功能和重吸收功能降低及血浆肾素浓度及其活性下降等诸多因素,使主要由肾以原形排出体外的药物蓄积,表现为药物排泄时间延长,清除率降低,半衰期延长。因此,老年人用药剂量应减少,给药间隔时间应适当延长,特别是以原形排泄、治疗指数窄的药物,如地高辛、雷尼替丁、氨基糖苷类抗生素等需引起注意。老年人如有脱水、低血压、心力衰竭或其他病变时,可进一步损害肾功能,故用药更应谨慎,最好能密切监测血药浓度。

二、老年人药物效应动力学特点

药物效应动力学简称药效学,主要研究药物的效应、作用机制,以及剂量与效应之间的规律。老年人药效学特点是指机体效应器官对药物的反应随年龄增长而发生的改变。老年

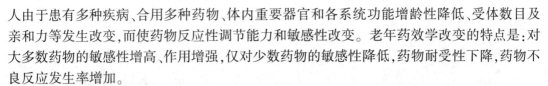

人由于患有多种疾病、合用多种药物、体内重要器官和各系统功能增龄性降低、受体数目及亲和力等发生改变,而使药物反应性调节能力和敏感性改变。老年药效学改变的特点是:对大多数药物的敏感性增高、作用增强,仅对少数药物的敏感性降低,药物耐受性下降,药物不良反应发生率增加。

(一)对大多数药物敏感性增高、作用增强

1. 对中枢抑制药敏感性增加 因老年人高级神经系统功能减退,脑细胞数、脑血流量和脑代谢均降低,因此,对中枢抑制药很敏感。特别在老年人缺氧、发热时更为敏感。如镇静催眠药、抗精神病药、抗抑郁药、镇痛药等在血药浓度与青壮年相似的情况下,老年人容易出现精神运动障碍等不良反应,而青壮年没有。老年人大脑对麻醉性镇痛药高度敏感,使用年轻病人的常用剂量时,可产生过度镇静,出现呼吸抑制和意识模糊,而较小剂量则可缓解疼痛。所以,当老年人出现精神紊乱症状时首先要排除由中枢神经系统药物所致。

2. 使影响内环境稳定的药物作用增强 老年人内环境稳定调节能力降低,使影响内环境稳定的药物作用增强。

(1)血压调节功能不全,易引起直立性低血压:老年人压力感受器反应降低,心脏本身和自主神经系统反应障碍,血压调节功能不全,致使抗高血压药的作用变得复杂化,很多药物可引起直立性低血压,其发生率和程度比青壮年高。抗高血压药和利尿药等最为明显。

(2)体温调节能力降低,应用氯丙嗪等药易引起体温下降:由于老年人体温调节功能降低,当应用氯丙嗪、巴比妥、地西泮、三环抗抑郁药等药物时,易引起体温下降。

3. 对肝素及口服抗凝药敏感性增加 由于老年人肝脏合成凝血因子的能力减退,通过饮食摄入维生素 K 减少,或维生素 K 在胃肠道吸收减少,使维生素 K 缺乏,以及老年人血管变性,止血反应减弱,故对口服抗凝药华法林和肝素的作用比青壮年敏感,易产生出血并发症。

4. 对肾上腺素敏感性增加 小剂量肾上腺素对年轻人并不能引起肾血管明显收缩,而同样剂量的肾上腺素却可使老年人肾血流量降低 50% ~60% ,肾血管阻力增加 2 倍以上,影响肾脏的排泄功能。

5. 对耳毒性药物敏感性增加 老年人对耳毒性药物如氨基糖苷类抗生素、利尿酸等很敏感,易引起听力损害。

6. 药物变态反应发生率增加 老年人免疫功能降低,可使药物变态反应发生率增高。

(二)对少数药物敏感性降低、反应减弱

老年人对 β-肾上腺素能受体激动药及阻断药的反应均减弱。由于老年人心脏 β 受体数目减少和亲和力下降,对 β-肾上腺素能受体激动药异丙肾上腺素的敏感性降低,使用同等剂量的异丙肾上腺素其加速心率的反应比青年人弱;β 受体阻断药普萘洛尔的减慢心率作用也见减弱。对阿托品的增加心率作用减弱,青年人用阿托品后,心率可增加 20~25 次/分,而老年人仅增加 4~5 次/分,其原因可能与老年人迷走神经对心脏控制减弱有关。

(三)对药物耐受性降低

1. 多药合用耐受性明显下降 老年人单一或少数药物合用的耐受性较多药合用为好,如利尿药、镇静催眠药各一种并分别服用,可能耐受性良好,能各自发挥预期疗效。但若同时合用,则病人不能耐受,易出现直立性低血压。所以,合并用药时,要注意调整剂量;尽量减少用药品种。

2. 对胰岛素和葡萄糖耐受力降低 由于老年人大脑耐受低血糖的能力也较差,故易发

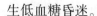

生低血糖昏迷。

3. 对易引起缺氧的药物耐受性差　因为老年人呼吸、循环功能降低,应尽量避免使用这类药物。

4. 对损害肝脏的药物耐受力下降　由于老年人肝功能下降,对利血平及异烟肼等药物耐受力下降。

5. 对排泄慢或易引起电解质失调的药物耐受性下降　老年人由于肾调节功能和酸碱代偿能力较差,输液时应随时注意调整,对于排泄慢或易引起电解质失调药物耐受性下降,故使用剂量宜小,间隔时间宜长。

第二节　老年人的用药原则

工作情景与任务

导入情景:

　　老年病科病人李爷爷,65 岁,小学文化,患有帕金森病和原发性高血压,在家时觉得头晕,病人以为血压增高,就误服了两倍的降血压药,导致虚脱、休克,被家人及时送往医院,经抢救治疗后病情平稳,医嘱改为口服给药。

工作任务:

1. 正确评估李爷爷用药情况。
2. 根据用药原则指导李爷爷安全用药。

　　WHO 在 1987 年提出合理用药的标准是:①处方药应为适宜的药物。②在适宜的时间,以公众能支付的价格保证药物供应。③正确地调剂处方。④以准确的剂量,正确的用法和疗程服用药物。⑤确保药物质量安全有效。这充分体现了合理用药应包含安全、有效、经济与适当这四个基本要素。老年人由于各器官贮备功能及身体内环境稳定性随增龄而衰退,因此,对药物的耐受程度及安全幅度均明显下降。为了保证老年人准确、安全、有效的用药,护理人员应严格把握老年人的用药原则,并指导老年人及家属安全用药。

一、选药原则

(一)受益原则

受益原则首先要求老年人用药要有明确的适应证。其次,要求用药的受益/风险比值 >1。只有治疗好处 > 风险的情况下才可用药,有适应证,但用药的受益/风险比值 <1 者不用药,同时选择疗效确切而毒副作用小的药物。

(二)掌握用药指证,合理选择药物原则

老年人由于生理衰老、病理变化,病情往往复杂多变,若药物使用不当可使病情恶化,甚至无法挽救,所以选择药物时要考虑到既往疾病及各器官的功能情况变化。老年人情绪忧郁,可通过劝慰、心理指导等治疗,其效果甚至比用药好。对有些病症可以不用药物治疗则不要急于用药,如失眠、多梦老年人,可通过避免引起晚间过度兴奋的因素包括抽烟、喝浓茶

等来改善。

（三）用药简单原则

老年人用药要少而精,尽量减少用药的种类。一般应控制在4～5种以内,类型、作用、不良反应相似的药物要减少合并使用,使用适合的长效制剂,以减少用药次数。药物治疗要适可而止,不必苛求痊愈,例如:偶发室性早搏病人,控制在2～3次/分以内即可。

（四）优先治疗原则

老年人常患有多种慢性疾病,为避免同时使用多种药物,当突发急症时,应遵循优先治疗的原则。例如患有感冒发烧或急性胃肠炎时,应优先治疗这些急症,暂停使用降血脂或软化血管等药物;又如突发心脑血管急症时,暂停慢性胃炎或慢性前列腺炎的治疗。

（五）慎用或不用敏感药物

老年人应避免使用特别敏感的药物,如苯巴比妥类镇静安眠药、洋地黄类、经肾脏排泄的庆大霉素、卡那霉素等耳毒性的药物,降压药中的胍乙啶、利血平等。

（六）不滥用抗生素、维生素、滋补药、抗衰老药

严格掌握老年人应用抗生素、维生素的适应证,注意抗生素、维生素与其他药物间的相互作用。根据老年人的健康状态和病情,按照辨证施补、合理配伍的原则,科学地选用滋补药、保健药,不随意听信广告。

二、用药原则

（一）小剂量原则

由于老年人特殊的药物代谢动力学特点,使用药物后可出现较高的血药浓度。中国药典规定,60岁以上老年人用药剂量应为成年人剂量的3/4。因此,为了稳妥起见,临床上对老年人用药多采用小剂量原则,即从小剂量开始,然后缓慢增量,以获得更大疗效和更小不良反应为准则,评估每一位老年病人的最佳剂量,努力做到个体化用药。

（二）用药个体化原则

临床上有许多因素可以影响药物的选择和药物的作用,诸如性别、年龄、个体差异、特异体质以及机体所处的不同生理、病理状态等。由于老年人衰老的程度不同,患病史和药物治疗史不同,治疗的原则也有所差异,应当根据每位老年人的具体情况量身定制适合的药物、剂量和给药途径,才能有效避免和减少药物不良反应的发生。如激素类药物可的松,必须在肝脏代谢为氢化可的松才能发挥疗效,所以有肝病的老年人不应使用可的松,而应当直接使用氢化可的松。

（三）择时原则

择时原则就是选择最佳的时间服药。根据时间生物学和时间药理学的原理,选择最合适的用药时间进行治疗,以提高疗效和减少毒、副作用。因为许多疾病的发作,加重和缓解都具有昼夜节律的变化。如夜间容易发生变异型心绞痛、脑血栓和哮喘,类风湿关节炎常在清晨出现关节僵硬,药物代谢动力学也有昼夜节律的变化。因此,进行择时治疗时,主要根据疾病的发作,药物代谢动力学和药效学的昼夜节律变化来确定最佳用药时间(表5-1)。

表5-1 老年人的常用药物最佳用药时间

药物名称	用药时间
降压药	治疗非杓型高血压应在早、晚分别服用长效降压药
	治疗杓型高血压应在早晨服用长效降压药
抗心绞痛药	治疗变异型心绞痛主张睡前用长效钙通道阻滞药
	治疗劳力性心绞痛应早晨用长效硝酸盐、β 受体阻
	断药及钙通道阻滞药
降糖药	格列本脲在饭前半小时用药
	二甲双胍应在饭后用药
调节血脂药	晚上用药
平喘药	睡前用药
利尿剂	早晨用药
铁剂	晚饭后半小时用药

（四）暂停用药原则

老年人在用药期间,应密切观察,一旦出现新的症状,应考虑为药物的不良反应或是病情进展。前者应停药,后者则应加药。对于服药的老年人出现新的症状,停药受益可能大于加药受益。暂停用药原则是保证老年人用药安全最简单、有效的干预措施之一。

（五）饮食调节原则

多数老年人体内蛋白质比例降低,加之疾病、消瘦、贫血等原因均影响药物的疗效,应当重视食物的营养选择与搭配。另外,食物与药物之间的相互作用不容忽视,食物的成分以及酸碱度均可影响药效,烟、酒、茶均对药效有一定影响。服用激素类药物时,摄取高蛋白食物,有利于减少糖皮质激素抑制蛋白合成的不良反应。老年糖尿病病人若不注意调节饮食,药物治疗达不到满意效果。

（六）人文关怀原则

关怀老年人,特别是关爱患病的老年人,增进护患关系达到互信,提高用药依从性。准备专用药盒或小药瓶,药物预先分放好,标注清楚药名和服药时间,便于老年人服用;建立服用药品的日程表和备忘卡。

第三节 老年人安全用药护理

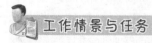 工作情景与任务

导入情景：

陈爷爷,71 岁,患有前列腺肥大。由于腿脚不方便,不愿意到医院就诊,目前应用前列康,又因胃病自行服用久置在家里药柜的"普鲁本辛",因皮肤瘙痒症自行叫孩子去药店买了"扑尔敏"服用,结果使排尿困难加重。

工作任务：
1. 正确评估陈爷爷的用药情况。
2. 正确指导陈爷爷安全用药。

随着年龄的增长,老年人记忆力减退,学习新事物的能力下降,对药物的治疗目的、服药时间、服药方法常不能正确理解,往往影响老年人用药安全和药物治疗的效果。因此,指导老年人正确用药是护理人员一项重要的护理服务。

一、老年人用药情况的评估

（一）用药史评估

详细评估老年人的用药史并建立完整的用药记录,包括既往和现在的用药记录、药物的过敏史、引起毒副作用的药物以及老年人对其所用药物的作用、不良反应、注意事项等情况是否了解。

（二）内脏功能评估

仔细评估老年人主要器官的功能情况,如吞咽能力、胃肠消化、吸收功能、心脏功能、中枢神经系统功能、呼吸系统功能、肝肾功能等。如有无吞咽困难、有无义齿引起的吞咽障碍、有无心脏的频率及节律异常、有否呼吸困难、肝肾损害性病变等。

（三）服药能力评估

评估老年人的理解能力、阅读能力、记忆能力、识别药物变质的能力,能否说出服药方法,能否区分药物,能否坚持服药;评估老年人的视力、听力、吞咽能力、口腔状态、双手功能,如是否有能力自己准备药物（从药袋或药瓶中取出药物、计算用量、开关瓶盖、辨认刻度）,服药后能否对可能出现的情况进行识别（作用与不良反应）等。

（四）心理-社会状况

了解老年人的文化程度、家庭经济状况;对当前治疗方案和护理计划的了解、认识程度和满意度;家庭的支持情况;对药物有无依赖、期望或持怀疑、反感、恐惧等态度;是否因经济困难而自行节省药物用量或减量服用;对医护人员的信任度及对治疗和护理方案的依从性等。

二、老年人常见药物不良反应

药物不良反应（avderse drug reaction,ADR）是指正常剂量的药物用于预防、诊断、治疗疾病或调解生理功能时出现有害的或与用药目的无关的反应。通过按照与正常药理作用有无关联分为:A型即剂量相关的不良反应（包括药物副作用、毒性反应、过度效应、撤药反应、继发反应等）;B型即剂量不相关的不良反应（包括变态反应和特异质反应等）。

（一）引起老年人药物不良反应的常见原因

1. 老年药物代谢动力学和药效学改变 老年人肝肾功能减退,药物代谢减慢、排泄减少,药物半衰期延长,ADR增加。老年病人白蛋白降低,结合型药物减少,游离型药物增加,故ADR发生率升高。老年人由于内环境稳定功能减退等原因,对多数药物的敏感性增加,容易发生ADR。

2. 种类过多,用药过量 老年人由于慢性病、并发症多,联合用药机会与用药种类增多。服用的药物越多,发生药物不良反应的机会也越多。此外,老年人记忆力欠佳,药物种类过多,易造成多服、误服或忘服。

3. 滥用药物　迷信广告宣传,老年人过分相信广告宣传,不去医院就诊,盲目用广告产品对号入座,自行到药店购买药物,往往延误病情;滥用补药,若为补而补,盲目滥用,则变利为害;同时还存在有临床用药不合理现象,未根据病情适当调整用药及个体治疗情况。

4. 长时间用药或突然停药　有些老年人用药容易而停药难,总担心停药后病情加重或旧病复发。由于用药时间过长,超过疗程或剂量过大,都可发生医源性疾病,造成严重后果。但某些慢性病(如高血压、糖尿病等)需要终身服药,有些老年人不懂长期服药的重要性,随意减药或停药,也会造成严重后果。

5. 长期用一种药　一种药物长期应用,不仅容易产生抗药性,使药效降低,而且会对药物产生依赖性甚至形成药瘾。

6. 老年人用药的依从性　有两种情况:①过于依从,有些老年人过于重视健康,过于依从药物,长时间用药对身体不利并可能给社会和家庭带来很大负担。②依从性差,有些疾病需长期服药,如老年高血压、糖尿病等,但做不到坚持服药,血压血糖不稳定,使得严重的并发症出现。

(二)老年人用药后常见的不良反应

1. 药物中毒反应　胃肠道反应,如恶心、呕吐、腹泻、黄疸等;中枢神经系统反应,如头晕、耳鸣、听力下降等;心血管反应,如血压下降、心动过速、心律不齐等。

2. 精神症状　老年人中枢神经系统对某些药物敏感性增高,可引起焦虑、抑郁、精神错乱和痴呆等精神症状。

3. 跌倒　使用降压药易致直立性低血压从而导致跌倒。

4. 耳毒性　由于内耳毛细胞数目减少,老年人听力有所下降,容易受到药物的影响,进一步产生前庭症状和听力下降,主要表现为听神经损害、前庭损害和耳蜗损害。

5. 尿潴留　老年人使用具有副交感神经阻滞作用的三环类抗抑郁药和抗帕金森病药时可引起尿潴留,尤其是伴有前列腺增生及膀胱颈纤维病变的老年人尤其容易发生。

6. 出血反应　服用抗凝药时,易自发性出血,应指导老年人密切注意在刷牙、排大便时有无出血情况。

7. 变态反应　如皮疹、皮肤发炎、发热、血管神经性水肿等,严重者可发生过敏性休克。指导老年人及家属及时发现伴随用药而出现的皮疹、皮肤发炎、发热。

8. 反向作用　即用药后出现与用药治疗效果相反的特殊不良反应。如用硝苯地平治疗心绞痛反而加重心绞痛,甚至诱发心律失常。

所以,用药后要细心观察,一旦出现不良反应时宜及时遵循暂停用药原则并及时遵医嘱处理。

老年人不良反应表现形式比较特殊,除以上症状外,易出现的是老年病五联症:精神异常、跌倒、大小便失禁、不思活动和生活能力丧失。极易导致误诊和漏诊,故应该给予特别关注。

三、老年人安全用药指导

(一)老年人临床用药指导

随着社会的老龄化,住院老年病人数量日趋增加,护理人员应尽快适应广大老年病人的需求,加强与病人的沟通,通过健康宣教和行为干预,帮助病人掌握卫生保健知识,树立正确用药观念,使老年病人的用药更加安全、有效、合理。

1. 老年住院病人用药安全隐患

(1)护士方面:小部分护士违反操作规程、医嘱执行制度及查对制度;护理人员缺乏全面的药理知识。

(2)病人方面:病人由于年龄因素、记忆力差,常易漏服、忘服、错服甚至多服药;用药的依从性偏差,部分病人不按时服药、私自停药、减药或加药;病人文化和知识水平程度不一,缺乏系统用药的健康教育知识。

(3)医源性因素:老年人用药种类繁多,给护士核对药名、规格、剂量造成一定难度;药品更换频繁,致使护士对药品的规格剂量不能完全掌握;药物间相互作用,老年病人服药种类多,药物的耐受力和敏感性差,易出现药物不良反应和副作用。

2. 采取有效的临床用药安全管理措施

(1)强化护士的用药安全意识:对护士进行持续有效的安全教育和法制教育,定期组织质量控制会议,对工作中存在或潜在的不安全因素,及时提出整改办法。

(2)加强药理知识学习:及时收集新药说明,采取集中和分散学习相结合的方法,督促护士学习药理知识。

(3)选择合理给药途径:患慢性病老年人,可选用口服给药,但如患急性病、急性感染伴有高热、病情危重等,则需要静脉途径给药。在通过静脉途径给药时,一定要考虑老年人心脏的功能状况,尽量减慢给药的滴速和减少输入液体的量。

3. 加强病人依从性的管理 采取各种用药指导方式,如板报宣传、集中用药指导、个体化指导等,反复交代用药目的、作用及注意事项;重视护士在用药中的监督作用,发药时应发药到手、见药到口,对因故暂时不能服药者,严格交接班,督促服药。

(1)提醒病人按时服药的对策:病区每位护士应增强工作责任心,严把服药到口的每个环节。护士应做到主动对老年病人进行全面的评估,并针对老年病人的个体差异,采取相应的提醒措施,对行动不便者予以协助;对有生活自理能力的老年病人要予以提醒、指导。按时将药物送到病人床前,并照顾其服下。在三餐进食前后,由护士再巡视检查一遍,如有病人未服药,提醒其及时补上。护士每周应打印一次口服药单给病人,包含长期用药、临时用药,字体应醒目,放置在病人易于看见的地方,提醒其及时服用药物,并让其在临时用药后及时报告医师用药后情况。

(2)服用自带药物的对策:部分老年病人身患多种慢性疾病,常需服用多种药物,药物的不良反应发生率明显加大,因此,护士应对老年病人开展口服用药健康知识教育,告知病人口服自带药物时应及时告诉医师,只有在主管医师同意的情况下才可服用。

(3)漏服药物的对策:询问、督促、检查病人服用药物情况,杜绝漏服药物的现象发生。对于易发生漏服、重复服药病人,说明其危险性,争取病人和家属、陪护人员的配合,减少服药安全隐患。

(4)特殊病人的用药管理:对于精神异常或不配合治疗的老年人,护理人员需协助和督促其服药,并确定老年人是否将药物服下;对吞咽障碍与神志不清的老年人,一般通过鼻饲管给药。对神志清楚但有吞咽障碍的老年人,可将药物加工制作成糊状物后再给予;对于外用药物,护理人员应详细说明,并在盒子上外贴红色标签,注明外用药不可口服,并告知家属。

4. 加强老年人用药的健康教育

(1)加强老年人用药的解释工作:护理人员要以老年人能够接受的方式,向其解释药物的种类、名称、用药方式、药物剂量、药物作用、不良反应和期限等,必要时,以书面的方式,在药袋上用醒目的颜色标明用药的注意事项。此外,要反复强调正确服药的方法和意义。

(2)鼓励老年人首选非药物治疗措施:指导老年人如果能以其他方式缓解症状的,暂时不要用药,如失眠、便秘和疼痛等,应先采用非药物性的措施解决问题,将药物中毒的危险性降至最低。

(3)指导老年人不随意购买及服用药物:一般健康老年人不需要服用滋补药、保健药、抗衰老药和维生素。只要注意调节好日常饮食,注意营养,科学安排生活,保持平衡的心态,就可达到健康长寿的目的。对体弱多病的老年人,要在医生的指导下,辨证施治,适当服用滋补药物。

(4)加强家属的安全用药知识教育:对老年人进行健康指导的同时,还要重视对其家属进行有关安全用药知识的教育,使他们学会正确协助和督促老年人用药,防止发生用药不当造成的意外。

(二)老年人家庭用药指导

由于家庭用药较大程度脱离了医院,故主观易受家庭求医心理,客观易受家庭医药知识水平的影响。目前,我国家庭用药知识总体水平偏低,不合理用药的现象仍较普遍。家庭不合理用药占用药总量的 1/3 以上,值得广大医护人员和病人及家属重视。

1. 老年人家庭用药的安全隐患

(1)盲目联合用药:由于药品种类多,且存在一药多治和一病多药可治的现象。因此,家庭用药时,为求疾病早愈,多采用"中西合璧",多药联合的方法。没有医生的正确指导,盲目联合用药发生不良反应的几率增加。

(2)用法用量不当及重复用药:不同药物有不同的服用方法,如控释剂型、缓释剂型需整片吞服;乳酸菌素片、硫糖铝片等需嚼碎后吞服,不可服热水;抗血小板聚集的药物饭后服用可减少副反应发生等。服药方法不正确会影响药物疗效。

(3)服药时间不正确:疾病的发作、加重与缓解具有昼夜节律的变化,药物代谢动力学有昼夜节律的变化,药效学也有昼夜节律变化。所以根据时间生物学和时间药理学的原理,选择最合适的用药时间进行治疗。

(4)过分信任广告宣传:部分老年人多病并存,有时需长期服用药物,有的老年人为了使病好得快,听信广告夸大其词,自己到药店买药服用,或听信他人的用药经验,到医院就医直接点名要某种药。

(5)随意停用药物:部分老年人当感觉疾病好转时即停用药物,认为长期服用药物会产生耐药性而自行停药。老年病人用药应注意连续性和合理性,有些药物须达到一定的蓄积量才发挥疗效,随意中断治疗会"前功尽弃",因此,不要随意停药。

(6)追求贵药:有些老年人受"价高质更好"的心态影响,以及崇拜进口产品,认为价格贵的药疗效一定比价格低廉的药效果明显。

(7)认为保健药对身体无害:一些经济条件宽裕及享受公费医疗的老年人,认为凡是保健药都能强身健体,延年益寿,多吃有益无害。但是不少老年人所患的疾病并非保健药所能治疗,如果滥用保健药,反而会扰乱人体的内平衡,引起新陈代谢失调,加重身体负担。

2. 老年人家庭用药的选择 老年人家庭用药是指老年人出院带回自带的药物以及某些不需要医师处方,老年人及家属可直接购买、使用的非处方药,其中以后者居多。因此,护理人员应对老年人家庭用药的选择给予指导。

（1）选药要有针对性：药物有其一定的适用范围，在购药之前，应仔细阅读药品说明书，对症才能购买。如果病情复杂、严重，应到医院诊治，以免延误治疗。未经医生诊断的一般常见病，也必须仔细分析病情症状及疾病原因后再行选购药物，以减少购药和用药的盲目性。

（2）合理选用药物：选药时，应根据老年人病情、体质及当时当地的条件选择效果好、毒副反应小、价廉、易得的药品，要避免舍近求远或无原则地滥用补药、进口药。即只买对症药，不买价贵药。

（3）避免一次购买过多药物：购买时应看清药物的使用期限，不可一次购买过多，避免失效浪费。同时，应根据药品说明，妥善放置保存。

（4）注意配伍禁忌：当老年人需同时服用2种以上药物时，护理人员应予指导，注意配伍禁忌，使老年人的家庭用药安全、有效、合理。

（5）慎用保健品：保健品疗效不确切，不宜滥用，应在专家指导下酌情选用。

3. 家庭用药的注意事项

（1）掌握药物的剂量与剂型：老年人用药剂量应遵从老年人用药特点，从最小剂量开始，药物的名称、用法、用量要书写正规、醒目、简明扼要，不要用代号、符号、字母表示。在用药过程中，护理人员告诉老年人及其家属，不可自行加大剂量或随便增加用药次数。老年人吞服片剂、胶囊有困难时可选用冲剂、口服液等，必要时改注射给药。老年人所用的药物包装应开启方便，遇有铝盖口服液等需详细指导其开启方法，避免划伤手指。内服、外用药严格区分，切勿混淆。

（2）掌握用药的最佳时间：向老年人及家属解释清楚，按照人体的昼夜节律变化选用药物，能更好地发挥药物的疗效，减少不良反应。

（3）注意药物之间的相互作用：指导老年人应注意各药物之间的相互作用，避免药物之间的协同作用或拮抗作用对疗效的干扰及对机体造成的损伤。尤其中西药同用时，应在专家指导下酌情使用。

（4）指导老年人用药期间防止发生意外：对正在使用降压药、降糖药等的老年人，应指导老年人注意观察有无血压、血糖过低的征兆，防止发生意外。

（5）加强家属对老年人用药的人文关怀：对空巢、独居的老年人用药则需加强社区护理干预。如家属或社区护理人员将老年人每天需要服用的药物放置在专用的塑料盒内，盒子有四个小格，每个小格标注清楚早、中、晚的时间，并将药品放置在醒目、老年人随手可得的位置，便于老年人服用。

（6）提醒老年人按时、按量正确服药：不能将忘记服用的药物加在下一次以求弥补，这样会因"过量服药"而产生不良反应。

4. 老年人家庭用药的保管 协助正确保管药品帮助老年人及家属定期整理药柜。常用的药品保管方法如下：

（1）避免影响药物稳定性的因素：影响药物稳定性的因素主要有光线、空气、温湿度和放置时间。因此药物保管建议使用原包装，内服、外用药分开放置并避光、密封放置于干燥处，应指导老年人及家属按药品不同性质妥善保管。保管方法详见《护理学基础》。

（2）常用药品分类保管存放：内服药与外用药应分开保管存放，并将外用药在醒目处涂上红色标记，以免老年人因视力不好错拿、误服，发生危险。

（3）所有药品应保存原始外包装：对外包装或内备的说明书字体较小的，还应重新用老年人能看见的字体标明药品名称、规格、作用、用法、用量及注意事项、有效期等内容。药品保存时要防潮、防变质,怕热的药品要放入冰箱内保存,中药要防霉变。

(4)对生活不能自理的、记忆力和理解力障碍的老年人药物的使用:应由家属或老年人照顾者来照顾用药,所用药品不能放在小孩能轻易拿到的地方。

(5)定期检查药物的保质期:发现药物过期和变质的一律丢弃,不要因为个别药物价格昂贵而不舍得丢弃;摆放药品时,应将先过期的药物放在前面先服用,后过期的药物放在后面。

边学边练

实践5 老年人家庭安全用药的指导

(三)老年人非处方药物的用药指导

随着国家医药制度的改革,非处方药(over the counter,OTC)的消费人群越来越多,它常用于一些易于自我诊断、自我治疗的常见轻微病。非处方药是由处方药转变而来,是经过长期应用、确认有疗效、质量稳定、非医疗专业人员也能安全使用的药物。非处方药适用范围窄、应用安全、疗效确切、质量可靠、内容详尽、应用方便。处方药一般在医师和药师指导下使用,其用法用量、服药时间、疗程,可能的副作用都会告知病人。而非处方药大多都是病人在自行诊断的情况下按说明书服用,存在很多安全隐患,值得引起注意。

1. 非处方药物使用误区

(1)听信广告:老年人因患慢性疾病增多,服药时间长,甚至有的需要终生服药。老年人容易听信药品广告自行购买药品,以为可以达到治愈的目的,于是自行购买非处方药,随意不遵从医嘱,会严重干扰医生的诊断治疗。

(2)"补药"滥服:很多人把中药里的人参、灵芝、黄芪等中药饮片及其制剂以及西药的维生素当作补药,无症状长期使用,这种滥用的情况非常普遍。这种无病用药不但会引起药物不良反应,而且造成了整个社会药品资源的浪费。

(3)模仿用药:这种情况在受文化素质局限、不了解医药学知识的部分老年人群中时有发生。此类老年人自诊不明,又不愿去医院诊断,感觉症状与他人相似便盲目跟从用药。

(4)随意选用外用药:有的人认为外用药不会造成不良反应,可以随意用,却不知有些外用药对皮肤有刺激性,有的含激素类外用药不适合脸部搽用,长期使用会导致激素依赖性皮炎。

2. 指导老年人正确使用非处方药

(1)指导老年人按说明书用药:在购买 OTC 时,要详细阅读说明书,了解药物的主要成分和禁忌证。

(2)查看药物的有效期:正规厂家出产的药品说明书都说明药物的出厂日期和有效期,尤其是抗生素,有效期一般为 1.5~3 年,购买时最好是选择近期出厂的药品。

(3)查看药品的质量:这里主要是指购买 OTC 的老年病人可以从外观上来判断药物的优劣。

(4)注意服用剂量:根据老年病人的性别、年龄、体重等因素遵照说明书掌握用法、用量、次数、疗程。

(5)注意服用方法:服用时最好用温开水送服,胶囊剂、片剂一般是吞服,含片等要求含化就不能吞服,以免降低疗效。

(6)注意服药时间:一般可分为空腹(指清晨空腹),睡前服(指睡前 15~20 分钟),饭前服(指餐前 30~60 分钟),饭后服(指饭后 15~30 分钟)。

(7)尽量避免多药联用:部分老年人对用药存在贪多心理,并以为用的药物品种越多,则保险系数就越大。药物配伍不当,不但使疗效降低,还会增加药物的不良作用。用药期间应密切注意身体各方面变化,如有无药物不良反应,若用药后不见效,或有病情加重现象,甚至有皮疹、瘙痒、高热、哮喘以及其他异常现象,应立即停药,去医院诊治。

 健康教育

老年人用药健康教育口诀

老年人用药"十二忌":一忌任意滥用,二忌种类过多,三忌用药过量,四忌时间过长,五忌生搬硬套(模仿别人用药),六忌乱用秘方、偏方、验方,七忌滥用补药,八忌朝秦暮楚(见广告就换药),九忌长期用一种药(易成瘾),十忌滥用三大素(抗生素、激素、维生素),十一忌依赖安眠药,十二忌滥用泻药。

老年人用药"六先六后":①先明确诊断,后用药。②先非药物疗法,后药物疗法。③先老药,后新药。④先外用药,后内服药。⑤先内服药,后注射药。⑥先中药,后西药。

(刘丹丹)

 思考题

1. 关奶奶,64 岁,小学文化。患有糖尿病、原发性高血压,同时口服降糖药、抗高血压药。3 天前觉尿频、尿急、尿痛,自行服用诺氟沙星和呋喃妥因,症状无改善,且出现全身瘙痒、皮疹,来院就诊。诊断:尿路感染、糖尿病,高血压,药物过敏。

请问:

(1)作为责任护士,你认为关奶奶的用药行为反映了什么问题?

(2)应如何做好关奶奶的安全用药指导?必要时可采取哪些措施?

2. 林爷爷,76 岁,患有糖尿病、原发性高血压和心脏病。平时,他每天都要吃药来控制这些病。但是林爷爷不识字,看不懂药品说明书,就靠死记硬背用药的方法、剂量和时间,因此经常出现多吃或者吃错的情况。血压和血糖一直控制不好,林爷爷说:"也是没办法呀,我和老伴儿都不识字,孩子工作很忙,又有自己的家庭,哪顾得上我们!"

请问:作为接待林爷爷的社区护士,应该如何对林爷爷进行家庭安全用药指导?

第六章　老年人常见心理问题与精神障碍的护理

学习目标

1. 具有指导老年人维护和促进心理及精神健康的能力;尊重、关心老年人。
2. 掌握老年人心理健康的维护和促进;老年人心理健康的标准;老年人常见心理问题与精神障碍的护理。
3. 熟悉老年人的心理特点。
4. 了解老年人心理变化的影响因素。

进入老年期,人体的各种生理功能逐渐衰退,机体对复杂变化的应激能力和挫折的承受能力均明显降低,老年人面对日趋临近的疾病和死亡,以及离退休、"空巢"、丧偶、好友丧亡等生活事件,常产生焦虑、恐惧、无助、悲观、抑郁等复杂的心理变化。这些变化直接影响其老化过程、健康状况、老年病的防治和预后,最终影响老年人的生活和生命质量。所以,正确评估老年人的心理和精神状况,采取有针对性的护理措施,维护和促进老年人的心理健康显得十分重要。

第一节　老年人的心理特点及心理变化的影响因素

一、老年人的心理特点

人的心理活动包括心理过程和人格两部分。心理过程包括感知、记忆、思维、情绪情感、意志等内容。老年人的心理特点主要表现在以下几方面:

（一）感知的特点

感知是心理过程的初始阶段,是最简单的心理活动。由于相应感官老化、功能衰退,导致老年人的视、听、嗅、味等感觉功能下降,引起反应迟钝、行为迟缓、注意力不集中、易跌倒等表现,使老年人产生悲观、孤独、冷漠、猜疑等心理,与周围环境产生隔绝感。有些老年人却耳聪目明,反应灵活,其原因除了有遗传因素的影响外,主要得益于勤学习、勤锻炼、勤保养。

（二）记忆的特点

记忆的改变是老年人心理变化易于被发现和较敏感的指标。老年人的初级记忆（对刚看过或听过的事物的记忆)较好,次级记忆(对已听过或看过的事物的记忆)较差,再认能力尚好,回忆能力较差,表现在能认出熟人但叫不出名字。老年人意义记忆较好,但机械记忆不如年轻人。另外,老年人在规定时间内速度记忆衰退。老年人需加强记忆的训练,掌握提高记忆的方法,保持稳定的情绪,才能有效延缓记忆的衰退。

(三)思维的特点

思维是人类认识过程的最高形式,是一种最复杂的心理过程,思维的衰退一般出现较晚。由于老年人感知、记忆能力的减退,故概念形成、逻辑推理、问题解决的思维过程均有所减退。思维的敏捷性、流畅性、灵活性、创造性下降尤为明显。应鼓励老年人加强身心保健,多进行娱乐性的益智活动,从而保持其良好的思维能力。

(四)情绪的特点

老年人的情绪因生活条件、文化素质、自我评价、社会地位变化的不同而存在较大差异。老化过程中情绪相对稳定,老年人能较理智地控制自己的情感,但负性情绪产生后难以改变,多与疾病、生活事件有关。老年人应树立正确的生死观,保持乐观的情绪。

(五)智力的特点

人的智力受个体因素(如遗传、身体状况等)、社会环境因素(文化水平、职业等)的影响。Horn 和 Cattell 将智力分为两类,即液态智力和晶态智力。液态智力主要与神经系统的结构和功能有关,例如,思维的敏捷度、近事记忆力、注意力和反应速度等有关的能力。成年后,液态智力随增龄而减退较早,老年人下降更为明显。晶态智力主要是后天获得的,与知识、文化及经验的积累有关,例如,常识、词汇和理解力等。成年后晶态智力并不随增龄而减退,有的反而会有所提高。由于两类智力变化的不同步,老年人应利用优势智力类型来补偿劣势智力类型。通过不断的学习、训练,并利用机体的可塑性延缓智力衰退。

(六)人格的特点

人格也称个性,指个体在自然素质的基础上与社会环境交互作用,在成长发展的适应过程中形成的独特的个性倾向性和比较稳定的个性心理特征的总和。包括能力、性格、气质、兴趣、需要、动机、价值观等。多数研究表明,老年期个体的人格总体趋于稳定。但由于人体老化使生理功能逐渐衰退,疾病、退休、丧偶等导致的负性情绪困扰着老年人的生活,老年人必然重新面临着对新的社会生活的再适应,在此过程中,老年期人格也会发生相应变化,如对健康与经济的过分关注与担心产生的焦虑与不安;各种能力下降产生的保守;因交往减少而产生的孤独;把握不住现状而产生的怀旧与发牢骚等。老年人需要不断完善自己的人格。

美国心理学家 Neugarten 和他的同事通过对 2000 多名 70~79 岁的老年人进行长达 15 年的追踪研究,把老年人的人格适应模式分为四种类型:

1. 整合良好型 是大多数老年人的类型。其特点是:成熟,能正视新的生活,有高度的生活满意感,有良好的认知、自我评价能力。根据个体的角色活动特点又分为三种亚型:

(1)重组型:此型老年人退而不休,继续广泛参加各种社会活动。

(2)中心型:此类型老年人会在一定范围内有选择地参加比较适合自己的各种社会活动。

(3)离退型:此型老年人人格整合良好,离退休后表现出活动低水平,生活满意,满足于逍遥自在。

2. **防御型** 此型老年人对衰老完全否认,雄心不减当年,刻意追求目标。此型又分为两个亚型:

(1)坚持型:表现为继续努力工作,保持高水平的活动,活到老,干到老,乐在其中。

(2)收缩型:为保持自己的外观、体型,致力于饮食、保养、身体的锻炼。

3. **被动依赖型** 分为两个亚型:

(1)寻求援助型:表现为老年人强烈需要得到他人的帮助,寻求外界的援助,以帮助自己适应老年生活。

(2)冷漠型:此型老年人和他人没有相互作用的关系,对周围事物不感兴趣,几乎不从事任何社会活动。

4. **整合不良型** 此型老年人有明显的心理障碍,不善于调控情绪,生活满意度低,需要家庭照顾和社会组织的帮助才能生活。

二、老年人心理变化的影响因素

(一)各种生理功能减退

随着年龄的增长,各种生理功能如感知功能、骨骼和肌肉系统功能、神经系统功能明显减退,导致反应迟钝、记忆力减退、行动缓慢、注意力涣散、精神活动减弱,这些正常的衰老变化使老年人难免有"力不从心"的感受,悲观、孤独、抑郁的不良情绪随之而来。但人体的衰老有个体差异,因此,生理功能的减退不是直接导致老年人心理变化的主要原因。

(二)社会角色的变化

由于老年人离退休而导致社会地位、社会角色、社会关系的改变,使一些老年人难以适应,认为自己没用了,成了"废人",进而产生空虚感、孤独感、失落感、无用感、抑郁、烦躁、沮丧等心理,这些不良心理又会加速身体的老化。

(三)家庭人际关系和经济状况的改变

离退休后,家庭成为老年人主要的生活环境。家庭成员之间的关系,对老年人影响很大,如子女对老年人的态度、代际冲突的产生、老年夫妻之间的关系等均会对老年人的心理产生影响。退休后经济收入的减少,不但使老年人产生失落感,也常使老年人焦虑不安。

(四)丧偶

临床表明,丧偶是一个重大的精神刺激。我国自古就有:"年轻夫妻老来伴"之说,夫妻恩爱是老年人心情愉快的重要条件,伴侣感是老年夫妻关系的核心内容。对于老年人来说,丧偶后极度的悲哀对身心健康可造成严重的损害。

(五)疾病

疾病会对老年人的心理状态直接或间接产生影响。如缺血性脑血管疾病,导致脑组织供血不足,引起脑功能减退,记忆力下降加重,晚期甚至会引发老年性痴呆,直接影响老年人的心理状态。还有些疾病,使老年人长期卧床,生活不能自理,以致间接产生悲观、绝望等心理状态。

(六)文化程度

由于文化程度的不同,老年人在社会、心理需求和价值观念等方面存在差异。一般来说文化程度较高的老年人对生活质量的期望值较高,面对各种应激事件容易受挫,进而产生消极情绪,对身心健康极为不利。

第二节 老年人心理健康的维护与促进

一、老年人的心理健康

(一)心理健康的概念

第三届国际心理卫生大会将心理健康(mental health)定义为:心理健康是指在身体、智能以及情感上与他人的心理健康不相矛盾的范围内,将个人心境发展成最佳状态。基于以上定义,心理健康包括两层含义:一是与绝大多数人相比,其心理功能正常,无心理疾病;二是能积极调整自己的心理状态,顺应环境变化,充分发挥自己的能力,完善自我,过有效率的生活。心理健康不仅是没有心理疾病,还意味着个人的良好适应和充分发展。

(二)老年人心理健康的标准

综合国内外心理学专家对老年人心理健康标准的研究观点,老年人心理健康的标准可概括如下:

1. 智力正常 智力正常是人正常生活所应具备的最基本的心理条件,是心理健康的首要标准。老年人智力正常主要体现在:感知觉正常,判断事物不常发生错觉;不总是需要人提醒该记住的重要事情;思路清晰,回答问题时条理清楚明了;想象力丰富,不拘于现有的框框;具有一定的学习能力,不断适应新的生活方式。

2. 情绪健康 情感反应适度,能适当地表达和控制自己的情绪,积极的情绪多于消极的情绪。乐观开朗,知足常乐,随遇而安。

3. 意志坚强 办事有始有终,不轻易冲动。能经受得起各种意外的精神打击,面对精神刺激或压力有较强的承受能力。

4. 关系融洽 能与周围的大多数人保持人际关系和谐。既有稳定而广泛的人际关系,又有知己的朋友。乐于帮助他人,也乐于接受他人的帮助。能与家人保持情感上的融洽,有充分的安全感。

5. 适应环境 老年人退休在家,有着过多的空闲时间,常常产生抑郁或焦虑情绪。如能以积极处事的态度与外界环境保持接触,既可以对社会现状有较清晰正确的认识,又可以丰富自己的精神生活,及时调整自己的行为,以便更好地适应环境。

6. 人格健全 个性中的能力、兴趣、需要、性格与气质等人格心理特征必须和谐而统一。充分地了解自己,能够客观分析自己的能力,并作出恰如其分的判断,有限度地发挥自己的才能与兴趣爱好,体验成功感和满足感。另外,个人的基本需要应得到一定程度的满足,当个人的需求能够得到满足时,就会产生愉快感和幸福感。

7. 行为正常 能坚持正常的生活、学习、工作,一切行为与多数同龄人相一致,并符合自己的身份和角色。

对于老年人心理健康的标准,要从动态的、发展的角度进行分析,切忌由于某项标准的轻微或短暂不符就断定老年人心理不健康,进而带来负面影响。

温馨关注

百岁老年人的心理特点

林恩·艾德勒女士是美国全国百岁老年人工程创办者,她采访几千名百岁老年人后,归纳出下述百岁老年人的5个特点:

1. 热爱生活,有幽默感。

2. 对任何事都具有积极而现实的态度。

3. 有精神信仰。

4. 有个人的勇气。

5. 在每个人生转折点都有重新安排生活的出众能力。

二、老年人心理健康的维护与促进

(一)维护与促进老年人心理健康的原则

1. **适应原则** 心理健康强调人与环境的和谐一致。人与环境能否达到动态平衡,不仅依靠个体对环境的被动顺应、妥协,更主要的是个体能积极、主动、能动地适应并改造环境。因此,应指导老年人学会面对环境中的不良刺激并设法减轻其对身心的影响;学会协调各种人际关系,发挥自己的潜能,以维护和促进心理健康。

2. **整体原则** 人是一个身心统一的整体,身心相互影响。因此,老年人应通过积极的体育锻炼、卫生保健和培养健康的生活方式来增强体质和生理功能,促进心理健康。

3. **系统原则** 人是一个开放系统,受到所处自然环境和社会环境的影响。要维护人的心理健康,需关注家庭、群体、社区、社会对机体的影响。为了促进老年人的心理健康,创建良好的家庭或群体心理卫生氛围也很重要。所以,只有从自然、社会文化、道德、人际关系等多方面、多角度、多层次考虑和解决问题,才能达到系统内外环境的协调与平衡。

4. **发展原则** 人的心理健康状况是一个动态发展的过程,应充分考虑到人的心理状况在不同年龄阶段、不同时期、不同身体状况和不同环境中的可变性和可塑性。所以,不仅要了解老年人现有的心理健康水平,而且要重视他们过去的经历,挖掘他们的潜能,以发展的观点促进其心理健康。

(二)维护与促进老年人心理健康的措施

1. 帮助老年人正确认识"生、老、病、死"。

(1)树立正确的衰老观:古往今来,没有人可以长生不老,如果总处于一种年龄增长、生命垂暮、死亡将至的心理状态,就会加速心理及生理的衰老。如在思想上有所准备,承认现实并能够正确对待衰老,泰然处之,就会产生一种青春活力,促进健康。老年人应客观地意识到岁月不饶人,不能逞强,也不应把自己贬得一无是处。虽然社会和家庭不再是靠老年人来支撑,但老年人阅历丰富、知识广博,可以为社会继续发挥余热,从而使老年人获得心理上的满足和平衡。

(2)树立正确的疾病观:有些老年人不能实事求是地评价自己的健康状况,过度担心自己的疾病和不适,对待疾病焦虑烦躁,忧心忡忡,悲观失望,这种精神状态会加重疾病和躯体不适,加速衰老,对健康十分不利。只要老年人能正确对待疾病,积极配合治疗与护理,保持乐观、通达,养成良好的生活方式,积极进行身心保健,是完全可以延年益寿的。

(3)树立正确的生死观:哲学家和心理学家将死亡理解为生命的一个自然阶段,死亡只是生命有机体的自然变化,其本身并没有什么可怕之处。有些老年人到晚年或身患重病时,便会掉进"死亡恐惧"的旋涡,愁绪满怀、忧心忡忡,进而自暴自弃,消极悲观。这样反而影响健康,加速死亡的到来。只有树立正确的生死观,克服对死亡的恐惧,才能以无畏的勇气面对将来生命的终结,也才能更加珍惜生命,使生活更有意义和乐趣,提高生存质量。

2. 帮助老年人树立"老有所为"、"老有所乐"的观念。

(1)教育老年人正确看待离退休问题,树立"老有所为"的观念:老年人到了一定的年龄从工作岗位上退下来,这是一个自然的、正常的、不可避免的过程。老年人退休后社会联系骤然减少,会觉得冷清寂寞。为避免退休后心理失去平衡,在离退休前就要做好心理准备,如经济上的收支计划、生活上的安排等,以实现"平稳过渡"。为避免离退休后无所事事,产生孤独感和心情抑郁,老年人应积极参加社会活动,做些力所能及的工作,继续发挥余热,实现"老有所为"的理想,这不仅有利于社会,而且有益于健康。

(2)教育老年人保持乐观、豁达的心态,实现"老有所乐":人的情绪波动对身体健康的影响是巨大的。马克思曾经说过一句名言:"一种美好的心情,比十副良药更能解决生理的疲惫和痛苦"。快乐与豁达是一种宝贵的资源,当情绪稳定、乐观、心情愉悦时,大脑神经中枢会持续不断地分泌一种叫做"β-内啡肽"的良性激素,这种激素能提高机体免疫力,使人延年益寿。所以老年人应保持乐观的情绪,保持好奇心,与时俱进,保持积极进取的人生态度,进而提高其生活质量,提升其人生的价值。

3. 指导老年人"老有所学" 研究表明,对老年人的视、听、嗅、味等的感觉器官进行适当的刺激,可增进其感知觉功能,提高记忆力、想象力、思维力等认知能力,减少老年期痴呆的发生。老年人仍然需要学习,科学用脑,丰富精神生活,延缓大脑衰老。应组织老年人上各种老年大学,指导老年人根据自身的具体条件和兴趣学习和参加一些文化活动,如绘画、音乐、舞蹈、园艺、健身操等,学习老年常见疾病的防治知识,了解老化带来的生理及心理的变化及适应方法,从而做到自我保健。同时还要了解国内外大事,学习新知识,更新观念,更新自己的专业知识和技能,紧跟时代的步伐,要"活到老,学到老"。

4. 指导老年人建立良好的家庭关系 家庭是老年人生活的主要场所,老年人的心理状态和家庭关系、家庭氛围息息相关。有专家认为"健康从家庭开始"是有一定的道理的。亲情最能表达人性之美,给人带来温馨和快乐。一方面作为老年人要以宽容大度的胸怀处理好与晚辈的关系,不要倚老卖老、指手画脚。另一方面作为晚辈应该理解老年人的心理状态,充分体谅他们各种能力的衰退现象以及当前的处境与心情,更多地给予安慰、体贴和照顾,让他们轻松愉快地欢度晚年。再者,夫妻恩爱有助于老年人保持舒畅的心理状态,有利于双方的健康监护,老年夫妻间要相互关心、相互照顾,更要注重情感交流。家庭成员要为老年人的衣、食、住、行、学、乐等创造条件,为老年人提供必要的经济和物质上的帮助,让老年人感到老有依靠。总之家庭关系和睦,家庭成员互敬互爱则有利于老年人的健康长寿;相反,家庭不和,家庭成员关系紧张,则对老年人的身心健康有害。

5. 指导老年人日常生活中的心理保健

（1）培养广泛的兴趣爱好：有些老年人，兴趣与爱好越来越少，日子长了，可产生"活着无意义"的悲观情绪。怎样把闲逸的生活时间安排得饶有乐趣，丰富多彩，对维护老年人的心理健康至关重要。老年人要根据自己的情况，有意识地培养一两项兴趣爱好，如养鸟、种花、摄影、园艺、烹调、旅游、钓鱼等。广泛的兴趣爱好既可以开阔视野、丰富生活内容、扩大知识面、激发对生活的兴趣、有效地帮助摆脱孤独和抑郁等不良情绪，又可以协调、平衡神经系统的活动，使神经系统更好地调节全身各个系统、各个器官的生理活动，对延缓衰老起积极作用，促进生理及心理的健康。

（2）培养良好的生活习惯：据统计危害老年人健康的心血管疾病、脑血管疾病和癌症等疾病 50% 以上是由不良的生活方式和行为习惯引起。良好的生活习惯的建立还有利于老年人的心理健康。老年人应力求做到饮食有节，起居有常，戒烟限酒，修饰外表，装饰环境，多参与社会活动，扩大人际交往，多接触大自然，这些都有助于克服消极心理，振奋精神。

（3）坚持适量运动："生命在于运动"，实践证明，老年人参加各种体育运动能增强自己的体质，克服或延缓增龄所带来的各器官功能的衰退，并增加老年人对生活的兴趣，减轻老年生活的孤独、抑郁和失落的情绪。老年人可根据自己的体质和兴趣，有选择地进行运动。运动包括体力运动和脑力运动。跑步、打球、爬山、打太极拳等是体力运动，下棋、打牌等则是脑力运动，"用进废退"，适当进行脑力运动能延缓大脑功能的衰退。

6. 建立良好的社会支持系统

（1）树立尊老、敬老的社会风尚：尊老敬老是中华民族的传统美德，也是我国老年人心理健康的良好社会心理环境。目前，虽然大多数人能够做到孝敬父母、赡养老年人，但遗弃、虐待老年人的也不乏其人。为促进健康老龄化的实现，促进社会和谐稳定发展，应加强宣传教育，继续大力倡导尊老、敬老。

（2）维护老年人的合法权益：现行的《老年人权益保障法》在维护老年人权益中个别条款操作性还不够强，立法不够完善具体。应加强老龄问题的科学研究，为完善立法提供依据，为增强老年人安全感、解除后顾之忧、安度晚年提供社会保障。

（3）发展老年人服务事业：为方便老年人的生活和保健需要，须改造不适应人口老龄化的住宅、社区、环境，提供适合老年人的衣、食、住、行、用、文等各种消费品，建立高服务水平的老年公寓、老年人门诊、老年人社区护理站，加强老年人的社会保险，完善老年人综合福利设施。

 温馨关注

老年人心理健康五原则

促进老年人心理健康的"一二三四五"原则，对老年人养生保健十分有益：

一个中心：以健康为中心；

两个基本点：潇洒一点，糊涂一点；

三个忘记：忘记年龄、疾病、恩怨；

四个拥有：拥有老伴、老本、老窝、老友；

五个要：要掉、要俏、要笑、要跳、要聊。

第三节 老年人常见心理问题与精神障碍的护理

 工作情景与任务

导入情景：

魏奶奶,69 岁。于半年前出现失眠,有时整夜睡不着觉,食欲下降,情绪低落,自述脑子坏了,脑子反应慢,什么也干不了,自己的病也好不了了。自责,认为一家人全让她给拖累了,整天担心孩子及家人的生活,有时坐立不安,心慌,口干,烦躁,易怒,见什么都烦;在家自己打自己,打完后就哭,症状晨起较重,晚上较轻,经常觉得活着没意思,想跳楼又怕跳楼后名声不好,会影响孩子的前程,曾企图上吊自杀未遂。李奶奶在家人陪同就诊后,住进医院的精神卫生科。

工作任务：

1. 判断魏奶奶的心理精神状况。
2. 对魏奶奶正确实施护理措施。

一、老年人常见心理问题的护理

当老年人对生理、心理、社会变化适应不良时,常产生老年期适应障碍,较常见的是离退休综合征和"空巢"综合征。

(一)离退休综合征

离退休综合征是指老年人由于离退休后不能适应新的社会角色、生活环境和生活方式的变化而出现的焦虑、抑郁、悲哀、恐惧等一组消极情绪,或因此产生偏离常态行为的一种适应性的心理障碍。从社会心理学的观点来看,主要是由于这些离退休老年人不能很好地进行"角色转换",即不能很快地从"工作态"转换到"休闲态"所致。

1. 原因

(1)心理调试:老年人无心理准备而突然退休下来,易发生强烈的情绪体验,从而破坏机体内环境的稳定,导致中枢神经功能和内分泌功能失调。

(2)个性特点:平素工作繁忙、事业心强、严谨、固执、急躁和过度内向的人易患离退休综合征,因为他们过去每天都紧张忙碌,突然变得无所事事,再加上个性上的原因,容易出现心理失调。

(3)个人爱好:退休前无特殊爱好的人容易发生离退休综合征,因为这些人退休后失去了精神寄托,生活变得枯燥乏味、缺乏情趣、阴暗抑郁。而那些退休前就有广泛爱好的老年人则不同,工作重担卸下后,他们反而可以充分享受兴趣爱好所带来的生活乐趣,自然不易出现心理异常。

(4)社会支持:老年人离退休后,作为社会支持者的亲朋好友和社会团体成员与老年人的来往如果明显减少,或老年人人际交往不良,烦恼无处诉,情感需要得不到满足,易使老年人产生孤独、寂寞、空虚等不良情绪,导致离退休综合征。

(5)职业性质:离退休前职务较高的领导干部易患离退休综合征,因为这些人随着职业

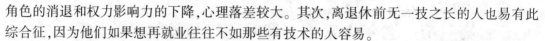

角色的消退和权力影响力的下降,心理落差较大。其次,离退休前无一技之长的人也易有此综合征,因为他们如果想再就业往往不如那些有技术的人容易。

2. 主要表现

(1)焦虑症状:表现为坐卧不安,行为重复,犹豫不决,无所适从。有时出现强迫性定向行走。注意力不能集中,常做错事。性格变化明显,容易急躁和发脾气,对什么都不满意。多疑,烦躁不安,常猜疑别人有意刺激自己。平素颇有修养的当事者有时候也会一反常态,而不能客观地评价外界事物。

(2)抑郁症状:表现为情绪低落,郁闷、沮丧,意志消沉、萎靡不振;有强烈的失落感、孤独感和衰老无用感,对未来生活感到悲观失望,自信心下降,行为退缩,兴趣减退,不愿主动与人交往。

(3)躯体不适:表现为头痛、头晕、失眠、胸闷、乏力、全身不适等症状,现有躯体疾病无法解释这些症状。

绝大多数老年人在一年内恢复,性情急躁而固执的老年人则需较长时间。应警惕老年人转化为抑郁而自杀。

(二)"空巢"综合征

"空巢"是指无子女或子女成人后相继离开家庭,形成中老年人单独居住的状况,特别是单身老年人家庭。"空巢"综合征是指老年人生活在"空巢"环境中,由于人际疏远而产生被分离、舍弃的感觉,出现孤独、空虚、寂寞、伤感、精神萎靡、情绪低落等一系列心理失调症状。

1. 原因

(1)老年人独居时间增多:①许多老年人希望自己有更多的自由空间而选择与子女分居。②部分老年人因对久居的社区怀有深厚感情,自身不愿意离开熟悉的环境,从而选择与子女分开生活。③部分因子女赡养老年人的观念淡薄,嫌弃老年人,不愿与老年人住在一起。④随经济的迅速发展,年轻人外出打工、经商、子女出国等人口流动增多。⑤住房制度的改革和住房水平的提高,许多子女结婚后都有条件拥有住房,这使得老年人与子女分开生活越来越多。

(2)自身个性的原因:一般个性内向,人际交往较少,兴趣爱好不多的老年人,一旦儿女离开身边,易致"空巢"综合征。

2. 主要表现

(1)心理社会方面:子女离家之后,老年人从原来多年形成的紧张有规律的生活,突然转入松散的、无规律的生活状态。精神空虚、无所事事、无法很快适应,因而出现情绪不稳、烦躁不安、消沉抑郁、孤独、悲观,加之社会交往减少,对自己存在的价值表示怀疑,陷入无趣、无欲、无望、无助状态,甚至出现自杀想法和行为。

(2)生理方面:①躯体化症状:受"空巢"应激影响产生的不良情绪,可导致一系列的躯体症状和疾病,如失眠、早醒、睡眠质量差、头痛、食欲不振、心慌气短、消化不良等。②疼痛泛化:老年人本身常有一些慢性疾病引起疼痛,但并没有严重到那种程度,"空巢"综合征可能使疼痛加重,也就是所谓"孤独感引起的疼痛泛化",使老年人的生活质量受到很大影响。

【护理评估】

1. 健康史 询问病人家庭成员情况、独居时间、社会交往情况;有无头痛、头晕、失眠、心悸、胸闷、乏力、食欲不振、全身不适等症状;了解老年人有无躯体疾病;评估老年人自我照顾能力。

2. 身体状况　详细体格检查,有无躯体疾病的体征。

3. 心理-社会状况

(1)心理功能状态:评估老年人对离退休、"空巢"家庭的态度和适应能力;老年人情绪的强度和紧张度,对未来的态度;社会活动情况;了解老年的性格与兴趣爱好,其社会地位、社会角色、身份、性别与兴趣爱好的差异程度;有无爱静、孤僻、离群、懒散等人格变化现象。

(2)社会支持系统:有无可依靠的子女、亲属和朋友,老年人与家人、邻居、同事、朋友之间相处是否融洽,亲疏程度。

(3)生活环境:老年人是否独居,子女的状况,居住环境是否安全,有无老年人社交活动场所及合适的空间,有无关心老年人的组织结构,社区配套、服务状况。

(4)家庭功能:了解家属是否有足够的时间和人力长期支持和帮助老年人,如提供老年人生存、安全等生理、心理、社会方面的基本需要;评估老年人在家庭中的情况,包括情感方面、家庭角色、与家庭成员的关系及家庭地位。

4. 辅助检查　可借助于焦虑量表、抑郁量表,测量老年人的焦虑、抑郁的程度;还可用家庭功能评估量表、环境评估量表、社会支持评估量表测量老年人社会支持水平。

【常见护理诊断/问题】

1. 焦虑　与老年期老化改变、离退休、"空巢"、尊重和自尊的需要未得到满足有关。

2. 个人应对无效　与对离退休及"空巢"缺乏足够的心理准备、适应能力差、缺乏社会支持和资源有关。

3. 社交障碍　与老年人机体功能衰退、社会交往精力减弱、居住高楼、体弱多病的限制、缺乏可靠的亲属和朋友及社交活动的场所有关。

4. 家庭作用改变　与离退休后收入减少、家长地位与作用发生改变、对家庭的精神寄托与心理依赖受到影响有关。

5. 自尊紊乱　与机体功能老化改变、生活能力下降、离退休角色转换障碍有关。

6. 精神困扰　与角色转变不适应有关。

【护理措施】

1. 正视离退休和"空巢",提前做好计划和心理准备　只有积极正视,才能有效防止离退休和"空巢"带来的不良影响,产生安全感,泰然处之,较快适应新的生活方式和生活环境。

2. 引导老年人调整心态,顺应规律　积极看待离退休并应对"空巢"出现。衰老是不以人的意志为转移的客观规律,离退休也是不可避免的。这既是老年人应有的权利,也是国家赋予老年人安度晚年的一项社会保障制度,要将离退休生活视为另一种绚丽人生的开始,重新安排自己的工作、学习和生活。老年人应把子女长大离家看作自己抚养的成就,把独自生活当作自己锻炼社会适应能力的机会,从而战胜"空巢"综合征。

3. 子女要多关心父母　子女要充分认识到老年人在生理和心理上可能遇到的问题,做到心中有数,有的放矢地为父母做一些实事,经常与父母通过各种方式进行感情和思想的交流,创造条件常回家看看,给老年人精神上的慰藉。

4. 政府部门重视并采取有效措施　建设老年服务中心和老年护理中心等养老设施,向老年人提供稳定、规范化的服务。在社区设立专业的老年人心理咨询场所和服务热线,普及老年人心理知识,及时排除老年人的心理压力。开展有利于老年人参与的社会活动,改变老年人孤立生活的环境。改善老年人居住环境,充分考虑老年人的特殊需求。各级政府和有关部门应当互相配合,齐心协力做好老年人养老保险、退休金、医疗保障、老年文化活动等合

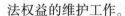

法权益的维护工作。

5. 必要的心理和药物治疗 老年人出现身体不适、心情不佳、情低落时,应该主动寻求帮助,切忌讳疾忌医。对于患有严重的焦虑不安和失眠的老年人,可在医生指导下进行心理治疗,并适当给予药物治疗。

老年人的常见心理问题还有高楼住宅综合征、丧偶综合征等。

高楼住宅综合征

高楼住宅综合征是指长期居住于高层闭合式住宅里,与外界很少接触,也很少到户外活动,从而引起一系列生理和心理的异常反应,多发生于离退休的老年人。在冬春季,由于老年人的活动量少,免疫能力下降,因此尤其多见。

高楼住宅综合征主要表现在:体质虚弱,四肢无力,面色苍白,不易适应气候变化,不爱活动,性情孤僻、急躁、难以与人相处等;还会导致肥胖症、糖尿病、骨质疏松症、高血压及冠心病等。此综合征出现后极易产生老年人与子女之间关系的紧张。

二、老年人常见精神障碍的护理

(一)老年期焦虑症

焦虑是一种很普遍的情绪反应。适度的焦虑可以促使个体更好地适应变化,以适当的方式应对压力源。但持久过度的焦虑则会严重影响个体的身心健康。随着年龄的增长,老年人的焦虑心理日益突出,老年期焦虑症是指发生在老年期,以广泛和持续焦虑或反复发作的惊恐不安为主要特征的神经症性障碍。

病人常有易烦恼、紧张、过分自责、适应能力差、敏感等性格特征。造成老年人焦虑的可能原因为:①各种生活事件:如离退休、丧偶、"空巢"、再婚、经济窘迫、家庭关系不和、对疾病过分担忧等。②疾病或药物副作用:如抑郁症、疑病症、肾上腺肿瘤、甲状腺功能亢进症、低血糖、直立性低血压;某些药物的副作用,如抗胆碱能药物、咖啡因、β受体阻断药、皮质类固醇等,均可引起焦虑反应。③老年人体弱多病,行动迟缓,力不从心。

【护理评估】

1. 健康史 询问病人有无惊恐、紧张不安、心烦意乱、坐卧不安等症状;持续时间长短等;有无潮热、多汗、口干、面手发麻、头痛、头晕、失眠、心悸、胸闷、乏力、食欲不振、全身不适等症状;了解老年人的性格、有无生活事件发生、有无躯体疾病;评估老年人自我照顾能力。

2. 身体状况 焦虑包括指向未来的害怕不安和痛苦的内心体验、精神运动性不安以及伴有自主神经功能失调表现三方面症状,分急性焦虑和慢性焦虑两类。

急性焦虑主要表现为急性惊恐发作。发作时突然感到不明原因的惊慌伴失控感或濒死感、紧张不安、心烦意乱、坐卧不宁、激动、哭泣,常伴有胸闷、心悸、多汗(手掌为甚)、四肢麻木、血压升高、尿频等躯体症状。部分病人可以产生妄想和幻觉。一般持续几分钟到几小时,之后症状缓解或消失。

慢性焦虑的焦虑情绪持续较久,表现为经常提心吊胆,有不安的预感,注意力不集中。平时比较敏感,生活中稍有不如意就心烦意乱,易与他人发生冲突等。

持久过度的焦虑可使食欲和消化功能下降,影响到各种营养素的供给、消化和吸收,加

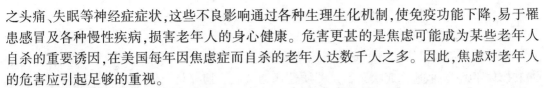

之头痛、失眠等神经症症状,这些不良影响通过各种生理生化机制,使免疫功能下降,易于罹患感冒及各种慢性疾病,损害老年人的身心健康。危害更甚的是焦虑可能成为某些老年人自杀的重要诱因,在美国每年因焦虑症而自杀的老年人达数千人之多。因此,焦虑对老年人的危害应引起足够的重视。

3. 心理-社会状况 了解老年人的个性特点,有无易烦恼、过分自责、适应能力差、敏感多疑等性格特征,对生活事件的心理应对方式,如有无认知方式消极、对人对事过于敏感,行为有无患得患失、犹豫不决。评估老年人的家庭、婚姻、子女、生活环境及社会支持系统对老年人的影响。

4. 辅助检查 可借助于焦虑量表测量老年人焦虑的程度;还可用家庭功能评估量表、环境评估量表、社会支持评估量表测量老年人社会支持水平。胸部 X 线摄片、心电图等检查有助于发现引起焦虑的躯体疾病。

【常见护理诊断/问题】

1. 焦虑 与老年期老化改变、负性生活事件等有关。

2. 舒适的改变 与焦虑伴随的自主神经功能紊乱有关。

3. 部分自理缺陷 与紧张恐惧、不能料理日常生活,诸多躯体不适有关。

【护理措施】

1. 一般护理

(1)为老年人提供安静、安全、舒适、无刺激的环境,室内光线要柔和。病室、居室及床单位要简单安全。严重惊恐发作时,应有专人看护。

(2)部分自理缺陷者,护理人员应为其制订日常生活计划,并督促检查执行情况,必要时协助完成。老年人如有食欲减退、体重下降等情况时,鼓励其进食,帮助选择营养丰富、易消化、可口的食物。

2. 对症护理

(1)评估焦虑程度:观察记录焦虑的行为与语言表现,全面评估躯体状况、引起焦虑的原因以及目前正在使用的控制焦虑的应对技巧。

(2)认同老年人的感受:让老年人对疾病有一定的自制力,以便主动采取调整行为。鼓励老年人表达自己的情绪和不愉快的感受,充分理解老年人的焦虑状态,用支持性语言帮助其渡过危机,并有效地适应和面对。

(3)减轻紧张情绪:运用各种方法,分散老年人的注意力,减轻紧张度,如缓慢的深呼吸,放松全身肌肉,练气功、听音乐、静坐等,必要时护理人员可与老年人一起体验。

(4)社会支持:帮助老年人尽快适应新生活、新角色。开展心理疏导,协助老年人家属解决具体问题。护理人员要协助分析老年人可能存在的家庭困扰,确定正向的人际关系,并寻求解决方法,如家庭治疗或夫妻治疗。或根据其生活习惯、受教育程度来指导老年人采取有效的应对方式减轻焦虑,如松弛疗法。

3. 用药护理 老年焦虑症治疗以心理疏导为主,严重者需采用药物治疗。常用药物有阿普唑仑、氯硝西泮等。但抗焦虑药物一般不宜超过 6 周。抗焦虑药物最大的缺点是易产生耐受性和依赖性,突然停药可产生戒断综合征。用药后注意评估药物的疗效和观察不良反应。

4. 健康教育 教育老年人正确对待生活事件,指导老年人学会自我疏导和自我放松。耐心地向老年病人讲解本病的有关知识,消除顾虑。定期进行健康检查,积极治疗能引起焦

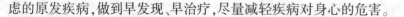

虑的原发疾病,做到早发现、早治疗,尽量减轻疾病对身心的危害。

（二）老年期抑郁症

抑郁症是一种以持久的心境状态低落为特征的神经症,主要表现为情绪低落、焦虑、迟滞和躯体不适等,但这些症状又不是器质性病变引起。抑郁是个体失去某种其重视或追求的东西时产生的态度体验,是一种常见的情绪反应,短暂的抑郁情绪不是抑郁症。老年期抑郁症泛指存在于老年期这一特定人群的抑郁症,是老年期最常见的功能性精神障碍之一。由于老化给老年人的生理、心理、社会文化带来了重大的影响,使老年人易于产生抑郁情绪,且较为严重。老年人的自杀通常与抑郁有关。世界卫生组织提出,21 世纪预防老年抑郁是重要的心理卫生任务之一。

本病病因不明,可能由生物、生理、病理等多方面因素引起:①生物因素:老化造成中枢神经系统活动改变,一些神经递质减少,对老年抑郁症起着重要作用。②生理病理因素:老年人常患多种躯体疾病,同时老年人对疾病的耐受力减退,疾病的压力是本病常见的诱因。③心理- 社会因素:老年人遭受的心理社会事件较多,如退休、丧偶、子女分居、与社会联系减少、对事物消极的认知评价等,造成老年人空虚、寂寞、孤独、消极以致发生苦闷、抑郁。加之老年人生理和心理的老化,使其承受和缓冲精神创伤的能力下降。这往往是本病发生发展的重要因素。

【护理评估】

1. 健康史　询问病人有无紧张、焦虑、头痛、头晕、失眠、心悸、胸闷、乏力、食欲不振、全身不适等躯体症状,何时发病,有无诱因,持续时间长短等。了解老年人有无躯体疾病,评估上述症状与现存躯体疾病的关系。

2. 身体状况

（1）精神症状:抑郁表现主要包括情绪低落、思维迟缓和行为活动减少三个主要方面,以情绪低落最常见。

（2）躯体症状:常见有头痛、心悸、胸闷、失眠、嗜睡,有食欲增加和减少、腹胀、便秘等。其中最常见的是睡眠障碍,表现为入睡困难,早醒、多梦易醒等。常被误诊为消化系统疾病、冠心病、神经症等。

老年抑郁症的特点:①躯体症状多见,且病人往往对躯体症状过分关注,因此怀疑自己患上某种躯体疾病;②焦虑:表现为坐立不安、搓手顿足、惶惶不可终日;③妄想多见:如疑病妄想、被害妄想、关系妄想等,这类妄想往往与老年人的心理状态有关;④自杀倾向:老年人自杀倾向高于一般人群,原因之一是抑郁。

3. 心理- 社会状况　了解老年人的个性特点、适应能力;了解有无与老年人有关的生活事件,老年人对生活事件的心理应对方式,如有无认知方式消极;评估老年人的家庭、婚姻、子女、生活环境及社会支持系统对老年人的影响。

4. 辅助检查　可借助抑郁量表测量老年人抑郁的程度;用家庭功能评估量表、社会支持评估量表测量老年人社会支持水平。通过实验室及其他检查有助于发现躯体疾病。

【常见护理诊断/问题】

1. 个人应对无效　与不能满足角色期望、无力解决问题,对未来丧失信心,使用心理防御机制不当有关。

2. 思维过程紊乱　与消极认知态度有关。

3. 睡眠形态紊乱　与精神压力有关。

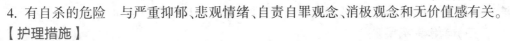

4. 有自杀的危险　与严重抑郁、悲观情绪、自责自罪观念、消极观念和无价值感有关。

【护理措施】

1. 一般护理

(1)保持合理的休息和睡眠:生活要有规律,鼓励病人白天参加娱乐活动和适当的体育锻炼,睡前避免看过于刺激的电视节目或会客。为病人创造舒适的入睡环境,确保病人有充足的睡眠。

(2)饮食护理:给予营养丰富、易消化、清淡的饮食,多食新鲜蔬菜、水果,少吃油腻、淀粉类食物。

2. 严防自杀　自杀观念与行为是抑郁症最严重的危险症状。病人往往事先计划周密,行动隐蔽,并不惜采取各种手段与途径以达自杀目的。

(1)识别自杀动向:首先应与病人建立良好的人际关系,在与病人的接触中,应能识别自杀动向,如在近期曾有过自我伤害或自杀未遂行为;或焦虑不安、失眠、沉默少语或抑郁的情绪突然"好转",在危险处徘徊,聚餐、卧床不起等,此时应给与心理上的支持。

(2)环境布置:病人住处应光线明亮,空气流通,整洁舒适。墙壁以明快色彩为主,室内摆放适量鲜花,以利调动病人积极良好的情绪,焕发对生活的热爱。

(3)专人守护:对有强烈自杀企图者,要专人24小时看护,不离视线,必要时经解释后予以约束,以防意外。

(4)工具及药物管理:凡能成为自杀、自伤的工具都要管理好。妥善保管好药物,以免病人一次大量吞服。

3. 用药护理　本病用药时间长,常有药物不良反应,病人往往对治疗信心不足或不愿服药。要耐心说服病人严格遵医嘱服药,不可随意增减药物,更不可中途停药。

目前临床上常用的抗抑郁药有:①三环类和四环类抗抑郁药,如多塞平、阿米替林等。不良反应有口干、便秘、视物模糊、直立性低血压、嗜睡、皮疹等,老年病人不作为首选。②选择性5-羟色胺再摄取抑制剂如帕罗西汀、舍曲林等。不良反应轻微,有头痛、食欲不振、恶心等,继续服药可消失,不影响治疗。

4. 心理护理

(1)阻断负向的思考:抑郁者常会不自觉地对自己或事情保持负向看法,护理人员应首先协助病人确认这些负向看法,并逐渐加以取代和减少;其次可以帮助病人回顾其优点、长处、成就,增加正向看法。

(2)鼓励病人表达自己的想法:在接触语言反应较少的病人时应耐心地通过缓慢话语以及非语言的方式,逐渐引导病人注意外界,同时利用沟通技巧,协助病人表达其看法。

(3)学习新的应对技巧:为病人创造接触外界的机会。协助病人改善处理问题、人际互动方式和增强社交的技巧,并教会病人及亲友识别和鼓励病人的适应行为,忽视不适应行为,以改变病人的应对方式。

5. 健康教育

(1)教育病人不脱离社会,培养兴趣,合理安排生活,多与社会保持联系,积极参加力所能及的活动。

(2)鼓励子女与老年人同住,子女不仅要在生活上给老年人以照顾,同时要在精神上给予关心。

(3)社区和老年护理机构等要创造条件,让老年人互相交往和参加一些集体活动,针对老年抑郁症的预防和促进心理健康等开展讲座,进行心理健康教育和心理指导。

（三）老年期痴呆

老年期痴呆(dementia in the elderly)是指老年期由于大脑的退行性病变、脑血管性病变和脑外伤、肿瘤、感染、中毒或代谢障碍等病因所致的以痴呆为主要临床表现的一组疾病。老年期痴呆主要包括老年性痴呆(阿尔茨海默病, Alzheimer's disease, AD)、血管性痴呆(vascular dementia, VD)、混合性痴呆(mixed dementia, MD)和其他类型如脑外伤、颅内血肿等引起的痴呆。临床以 AD 和 VD 多见,约占老年期痴呆的 70% ~ 80%。

老年期痴呆不仅严重影响老年人的生活质量,而且给家庭和社会带来沉重的负担,这已引起广泛的关注。下面重点介绍阿尔茨海默病。

阿尔茨海默病

阿尔茨海默病又称老年性痴呆,是一种中枢神经系统原发性退行性疾病,病因至今不明,一般认为与下列因素有关:①高龄:是脑组织退行性病变唯一的明确的危险因素。②遗传因素:从家系及孪生子的调查以及遗传流行病学的调查资料表明,AD 有家族聚集性,大约 10% 的病例有阳性家族史,并发现多项基因,如载脂蛋白 E-4(ApoE-4)、前体蛋白(SPP)、早老素-1(SP-1)、早老素-2(SP-2)、巨球蛋白等与阿尔茨海默病有关。③神经生化改变:神经递质如乙酰胆碱、去甲肾上腺素等减少,影响记忆和认知功能。④脑血管疾病:有研究表明老年性痴呆与脑血管供血不好、能量代谢差有关,脑血管病可直接造成血管性痴呆,也可导致老年性痴呆。⑤脑外伤:较重的脑外伤病史。⑥其他:叶酸和维生素 B_{12} 的缺乏,可导致认知功能减退;内分泌疾病如甲状腺功能减退可导致认知功能障碍;酒精中毒、一氧化碳中毒、金属铝中毒对脑功能都有一定的损害和影响;丧偶、文化水平低下、独居、经济等心理社会因素。

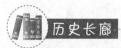 **历史长廊**

阿尔茨海默病的由来

在 1906 年 11 月的一次科学会议上,来自德国的阿勒斯·阿尔茨海默医生,公布了 51 岁已婚妇女奥葛斯特·蒂的病历。奥葛斯特有严重的记忆障碍,讲话困难并且很难理解别人对她说的话。她的症状迅速恶化,短短几年就卧床不起,最后于 1906 年春天因为压疮和肺炎导致的重度感染去世。

阿尔茨海默医生在征得病人家属的同意后对奥葛斯特进行了尸体解剖,发现奥葛斯特的大脑严重萎缩,尤其是大脑皮层部分,在显微镜下,小血管里布满了脂肪沉积物,坏死的脑细胞和异常的沉积物充满了四周。

阿尔茨海默医生发表了他对奥葛斯特的研究结果,并于 1907 年被收录进了医学文献。1910 年,以命名和分类大脑疾病著称的精神病学家埃米尔·克瑞佩林,提议将此病命名为阿尔茨海默病。

【护理评估】

1. 健康史 评估病人的认知功能,如记忆、思维、理解能力及注意力、应答力、分析综合能力等有无改变。有无行为、人格改变。了解老年人有无 AD 发病的可能因素,如脑外伤、心脑血管疾病、糖尿病、吸烟、酗酒以及一氧化碳、铝元素接触史等。家族中有无类似病人。

2. 身体状况 本病起病隐匿,为特点性、进行性病程,无缓解,由发病至死亡的病程约8～10年,但也有些病人病程可持续15年或以上。应注意和血管性痴呆(VD)进行区分(表6-1)。

表6-1 AD与VD的鉴别

	AD	VD
起病	隐匿	较急,呈发作性,有高血压病史
病程	缓慢,持续不可逆性进展	波动或呈阶梯式进展
早期症状	近记忆力障碍	脑衰弱综合征
	全面性痴呆	以记忆障碍为主的局限性痴呆
精神症状	判断力、自知力丧失	判断力、自知力较好
	早期即有人格改变	人格相对完好
	情感欣快或淡漠	情感脆弱
神经系统	早期多无局限性体征	有局限性症状和体征
脑影像学	弥漫性脑萎缩	多发脑梗死或脑软化灶

阿尔茨海默病根据病情演变,一般分为三期。

第一期(遗忘期,即初期):①首发症状为记忆减退,尤其是近期记忆减退明显,不能学习和保留新信息。②语言能力下降,不能用合适的词语表达思维内容,甚至出现孤立性失语。③定向力障碍,空间定向不良,易于迷路。④抽象思维和判断能力受损。⑤情绪不稳,情感幼稚,易激惹,偏执、急躁、缺乏耐心、易怒等。⑥认知能力障碍,人格改变,如主动性减少、活动减少、孤僻、自私,对周围环境兴趣减少,对人缺乏热情,敏感多疑。本期能保持日常生活自理能力,一般不需特别照顾。病程可持续1～3年。

第二期(混乱期,即中期):①完全不能学习和回忆新信息,远期记忆受损但未完全丧失。②注意力不集中。③定向力进一步丧失,常去向不明或迷路,并出现失语、失认、失用、失写、失计算。④日常生活能力下降,如洗漱、梳头、进食、穿衣及大小便等需别人协助。⑤人格进一步改变,如兴趣更加狭窄,对人冷漠,甚至对亲人漠不关心,言语粗俗,无故打骂家人,缺乏羞耻感和伦理感,行为不顾社会规范,不修边幅,不知整洁,将他人之物据为己有,争吃抢喝类似孩童,随地大小便,当众裸体,甚至发生违法行为。⑥行为紊乱,如精神恍惚,无目的地翻箱倒柜;收藏废物,视为珍宝,怕被盗窃,东藏西藏;无目的徘徊,甚至出现攻击行为;动作日渐减少,端坐一隅,呆若木鸡。本期病人不能独立生活,需要特别照顾,是护理照管中最困难的时期,多在起病后的2～10年。

第三期(极度痴呆期,即末期):①生活完全不能自理,卧床不起,大小便失禁。②智能完全丧失。③无自主运动,缄默不语,不会吞咽,处于植物人状态。常因吸入性肺炎、压疮、泌尿系感染等并发症而死亡。本期多在发病后的8～12年。

3. 心理-社会状况 一方面,阿尔茨海默病病人大多数时间被限制在家里,因而常感到孤独、寂寞、抑郁、消极厌世,甚至有自杀行为。另一方面,因老年人患病时间长、自理缺陷、人格障碍等,需要家人付出大量时间和精力进行照顾,常给家庭带来很大烦恼,也增加了社会负担,因而有些家属会失去信心,甚至冷落、嫌弃老年人。评估时因注意老年人的情绪、自理能力及家属对老年人的照顾情况。

4. 辅助检查

（1）认知量表检查：简易智能量表（MMSE）（附录　量表3）、长谷川痴呆量表可用于筛查痴呆；记忆障碍测量用韦氏记忆量表和临床记忆量表；智力测查用韦氏成人智能量表。通过量表检查可判断是否痴呆、痴呆程度以及痴呆类型。

（2）影像学检查：CT 或 MRI 可显示脑萎缩，脑室扩大，脑回变窄，脑沟变宽变深。还有助于发现有无脑血管病变、腔隙性脑梗死、脑肿瘤等。

（3）其他：T_3、T_4 检查可了解甲状腺功能，因老年人甲状腺功能减退可引起认知功能下降。

通过认知量表评估痴呆程度，影像学检查了解有无脑萎缩及程度并排除其他疾病。

【常见护理诊断/问题】

1. 记忆受损　与记忆进行性减退有关。

2. 自理缺陷　与认知、行为障碍有关。

3. 思维过程紊乱　与认知、记忆缺陷和对环境理解不正确有关。

4. 语言沟通障碍　与认知障碍有关。

5. 照顾者角色紧张　与病情严重和病程不可预测及照顾者知识欠缺、身心疲惫有关。

【护理措施】

1. 一般护理

（1）阿尔茨海默病病人的日常生活护理及照顾：指导病人穿衣、进食、如厕、合理的睡眠。

（2）自我照顾的训练：对不同疾病阶段的老年人采取不同的训练方式，早期痴呆病人，尽量鼓励病人参加社会活动，中期病人鼓励其做力所能及的事情，保留尚存功能，防止废用，晚期做好生活护理，注意翻身和营养的补充，防止感染等并发症的发生。

2. 认知、思维障碍者的护理　协助老年人确认现实环境；诱导正向行为；积极开发智力，记忆训练，智力锻炼，理解和表达能力锻炼，社会适应能力训练，数字概念和计算能力训练。

3. 用药护理　遵医嘱指导阿尔茨海默病病人服药，应注意：

（1）全程陪伴：患有痴呆的老年人常有忘记服药、服错药或拒绝服药的情况，因此服药时必须有人陪伴，耐心说服，解释，必要时将药研碎拌在饭里吃下。重症病人最好将药溶于水中，昏迷病人由胃管注入药物。

（2）密切观察药物不良反应：阿尔茨海默病病人服药后常不能诉说不适，要细心观察及时报告医生，调整给药方案。

（3）尽量减少镇静用药：对于兴奋躁动的病人，使用镇静剂可导致病人因肌肉松弛致跌倒骨折、卧床，病程延长，病情加重，脑功能退变加速。此外使用镇静剂会导致病人咳痰能力下降，合并肺炎。

（4）药品管理：对伴有抑郁症、幻觉和自杀倾向的病人，要把药品管理好，防止意外。

4. 安全护理

（1）提供相对安全固定的生活环境：尽可能避免搬家，家里的摆设尽量简洁，少放镜子，以防病人打破发生意外。家里尽量摆放一些老年人熟悉的老物件、老照片等，增加老年人的安全感。

（2）佩戴标志：病人外出最好有人陪伴或佩戴写有病人姓名及家庭地址或联系方式的卡

片(黄手环)。

(3)防意外发生:阿尔茨海默病病人常发生跌倒、走失、烧伤、煤气中毒、烫伤、误服等意外。照顾者应注意防止这些意外事件的发生。

5. 心理护理

(1)维护老年人的自尊:尊重与爱护老年人,护理照顾时会遇到困难,不能反复采取规劝的态度,应走进病人的世界,换位思考进行疏导。多鼓励、赞赏老年人在自理和适应方面的成绩。避免和病人争执,遇事可采取分散、转移病人注意力的方法。

(2)照顾者的支持指导:教会照顾者自我放松方法,合理休息,同时寻求社会支持。组织有阿尔茨海默病病人的家庭进行交流,相互学习支持。

(3)鼓励老年人参加有益的文娱活动和力所能及的社会、家庭活动。

6. 健康教育

(1)及早发现阿尔茨海默病:开展科普宣传,普及阿尔茨海默病的相关知识。重视对痴呆症状的早期发现,鼓励有记忆明显减退的老年人及早就医,定期做体格检查。

(2)早期预防阿尔茨海默病:积极防治心脑血管疾病、糖尿病、甲状腺疾病等慢性病。注意脑部营养供给,适当补充 B 族维生素及维生素 E,适当食用健脑益智的坚果类食物及海产品。科学用脑,劳逸结合。改变不良嗜好,戒烟、限酒,培养广泛的兴趣爱好及维护社交能力。尽量不用铝制品。合理用药,尽量减少镇静剂及抗抑郁药等的使用。

(葛珊珊　张小燕)

 思考题

1. 郁先生,78 岁,退休医生。丧偶多年。近年来听力减退,双眼因白内障视物模糊,做事不如从前,随时随地都需要别人帮助,母亲瘫痪在床尚需郁先生照顾,唯一的女儿常年居住外地,只能通过电话来关怀老年人的起居生活,颇感伤感和无助。

请问:

(1)郁先生的心理问题是什么?

(2)应采取哪些护理措施?

2. 徐大爷,72 岁,既往从未有过脑卒中发作。近 2 年来逐渐出现记忆力减退,起初表现为对新近发生的事容易遗忘,如经常失落物品,经常找不到刚用过的东西,看书读报后不能回忆其中的内容等。症状持续加重,近半年来表现为出门不知归家,忘记自己亲属的名字,把自己的媳妇当作自己的女儿。言语功能障碍明显,讲话无序,不能叫出家中某些常用物品的名字。个人生活不能料理,有情绪不稳和吵闹行为。体格检查未发现神经系统定位征,CT检测提示轻度脑萎缩。

请问:

(1)徐大爷最可能的医疗诊断是什么?

(2)徐大爷主要的护理诊断/问题有哪些?

(3)应采取哪些护理措施?

第七章 老年常见疾病病人的护理

 学习目标

1. 具有高度的责任心,关心、爱护、尊重老年病人;具有临床思维能力,能分析老年人的患病特点,根据患病特点制订周密的护理计划。
2. 掌握老年人的患病特点;老年病人的护理特点;老年脑血管疾病、老年糖尿病、老年退行性骨关节病、老年高血压、老年冠心病病人的护理评估方法及护理计划的制订和健康指导的内容与方式。
3. 熟悉老年性白内障、老年性耳聋、老年胃食管反流病、老年骨质疏松症、老年慢性阻塞性肺疾病的临床特点及护理要点。
4. 了解老年人各系统的解剖生理改变,了解帕金森病、前列腺增生病人的护理。
5. 学会运用沟通技巧对老年冠心病和老年脑血管疾病病人进行健康教育和自我护理的指导。

老年病是指老年期患病率明显增高或老年人特有的疾病。据研究,我国老年人前四位常见疾病依次是:高血压、冠心病、脑血管病和恶性肿瘤。此外,因老化导致慢性退行性疾病也较常见。与成年人相比,老年人患病率高、种类多、病情复杂,如未能早期诊断、治疗及护理,容易发生并发症,失去生活能力,影响生活质量和健康期望寿命。因此,应密切关注老年人的身体及心理的变化,及时发现问题,及时处理。

第一节 老年人的患病与护理特点

随着年龄的增长,各种疾病发生率逐渐增加,严重影响着老年人的生活。生病后如何及时就诊并获得及时救治和护理,如何安全用药,都与疾病能否被尽早治愈和康复有着密切的关系。

一、老年人的患病特点

1. **病史采集困难且参考价值小** 由于视力、听力下降,记忆力减退,语言表达能力降低,思维迟缓,因而病史采集较困难;老年人对疾病的敏感性降低,不能准确表述疾病的状况,病史的参考价值较小,故应反复确认,以免影响疾病的诊断、治疗及预后。

2. **起病隐匿、症状体征不典型** 因老年人感受性降低,往往疾病已经较为严重,却无明显的自觉症状,或临床表现不典型,临床无法依据症状判断是何种疾病及其严重程度,易造成漏诊和误诊。有些老年疾病表现为非特异性症状,如老年人发生心肌梗死时常无疼痛感,仅出现低热、食欲减退等表现。甲状腺功能亢进症病人可能以低热、腹泻或者阵发性房颤的症状出现。肿瘤病人可因症状及体征不典型而延误诊断,错过最佳治疗时机。

3. 多种疾病同时存在　因全身各系统存在不同程度老化,防御功能和代偿功能降低,容易同时患有多种疾病,约有70%的老年人同时患有两种或两种以上疾病;由于多个系统之间相互影响,各种症状的出现及损伤的累积效应也随着年龄的增大而逐渐增加,使病情错综复杂。

4. 病程长、恢复慢,并发症多　由于免疫力低下,抗病与组织修复能力差,导致病程长、恢复慢。由于各器官功能代偿能力降低,且长期卧床,因而容易出现组织器官挛缩、压疮、骨质疏松等多种并发症。

5. 病情变化迅速,预后不良　老年病进展缓慢,病程长,疾病反复发作,对身体各器官损害加重、致残率高,当疾病发展到一定阶段,受到各种诱因激化,病情易恶化。

6. 伴发各种心理反应　老年人患病后,在发病的不同时期会出现各种心理问题,发病初期病人往往以焦虑为主要表现,当病情有波动时病人主要表现为恐惧,如果疾病长期未愈则病人又会表现出抑郁、绝望等心理反应,这些反应严重影响疾病的康复。因此,对老年人心理、精神问题要给予重视。

7. 易引起药物的不良反应　由于老化使机体的肝肾功能减退,药物在体内代谢和排泄速度迟缓,老年人对药物的敏感性和耐受性差,故老年人用药常会引起药物的不良反应。例如对镇静剂、强心药、利尿药等,一般成人常规剂量即可引起不良反应。因此,老年人用药宜慎重,不宜超量使用药物。

在对老年病人评估时应尽量考虑到上述特点,并注意个体差异,将问诊、体格检查、实验室检查以及其他辅助性检查与医学知识和临床经验相结合。在老年病的治疗方面应尽可能控制病情进展,减轻痛苦,最大限度地恢复正常功能。老年人记忆力减退、行动不便、无人照顾致使对医嘱的执行能力下降并易发生药物不良反应,因此,医护人员应尽量简化治疗方案,减少用药种类和频次,以提高其用药安全性。对需要手术治疗的病人,应做好充分术前准备,尽可能降低手术风险,提高安全性。

二、老年病人的护理特点

由于老年病的表现、诊断、治疗、预后方面的独特特点,护理方面也与成人护理有所区别。除了要做好疾病护理外,还要做好生活护理、心理护理,尤其要保证老年人的安全。

(一)病情评估的全面性

由于生理功能的衰退、感知功能的缺损以及认知功能的改变,接受信息和沟通的能力均会有不同程度的下降。因此,护士对老年病人进行评估时,要注意正确应用沟通技巧,通过观察、询问、体格检查、量表筛查、辅助检查等手段,获取全面、客观的资料,准确判断老年人的健康状况和功能状态,为老年疾病的诊断、治疗及护理提供准确、可靠的依据。

(二)疾病护理的特殊性

1. 要有责任心　老年人反应不敏感,容易掩盖疾病的症状,病情发展迅速,不善于表达自己的感受,容易延误病情。要求护理人员既要有较高的专科护理技术,更要有强烈的责任心,尽量减轻病人的痛苦,避免并发症。

2. 注重整体护理　由于老年人在生理、心理、社会适应等方面与其他人群有不同之处,尤其是老年病人往往有多种疾病共存,疾病之间彼此交错和影响,因此,护理人员必须树立整体护理的理念,研究多种因素对老年人健康的影响,提供多层次、全方位的护理。

3. 增强老年人的自我照顾能力 针对老年人的功能衰退与生活需求,要以健康指导为干预手段,指导老年人不断增强自护能力,以维持其生活自理,增强信心,保持自尊。

（三）心理护理的必要性

老年人患病后常伴有各种心理变化,常感到孤独无助、焦虑紧张,康复求生欲强,希望得到及时诊断、良好的治疗和护理。针对老年病人的心理特征和疾病特点实施心理护理非常重要。在护理工作中,要善于通过观察、倾听了解老年病人的心理需要,对病人提出的问题要耐心解释,技术操作时动作轻柔,尽量减少疼痛和紧张情绪。在生活上给予充分照顾,让病人感受到温暖,保持愉悦的心境。

（四）安全护理的普遍性

在临床护理中,做到预见性护理,对保证病人安全、减少并发症是非常重要的。如高血压和糖尿病是心脑血管疾病的重要原因,控制高血压及糖尿病是预防脑血管疾病的重要措施。护士要对每位病人做到心中有数,提高警觉性和责任感,做到预见性护理,严密观察,为医生提供准确可靠的疾病信息。

（五）安全用药的重要性

因老年病人器官衰退,解毒和代谢功能降低,故对药物治疗反应各异,易出现不良反应。因此,在为病人拟订治疗方案时,护士应熟悉药理知识,依据病情提出用药建议,按所用药物的作用机制、用法、不良反应、禁忌证及注意事项等设计科学用药护理程序,确保老年人用药安全。

（六）康复护理的科学性

护理工作除了缺损功能护理外,应注意老年人残存功能的护理,鼓励老年人最大限度地发挥残存功能,减轻老年人依赖心理,维持基本的生活自理能力。

第二节　老年认知与感知相关疾病病人的护理

 工作情景与任务

导入情景:

孙爷爷,68 岁,体型肥胖。早晨起床时感觉右侧肢体无力、活动受限,头痛、头晕、言语不清,由家人陪伴来院就诊。既往有高血压、糖尿病史 20 余年,不规则服药。近日因儿女琐事而焦虑,情绪易激动。身体评估:体温 37℃,脉率 76 次/分,呼吸 18 次/分,血压 170/100mmHg。神志清楚,瞳孔等大等圆,对光反应尚可。右侧鼻唇沟变浅,口角下垂,伸舌左偏。右侧肢体肌力减退,病理反射阳性。头颅 CT 检查示低密度灶。

工作任务:

1. 对孙爷爷进行全面健康评估。

2. 针对其目前主要的健康问题,制订出护理计划。

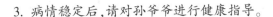

3. 病情稳定后,请对孙爷爷进行健康指导。

一、解剖生理变化

随着年龄的增长,人体感官系统和神经系统的组织结构和生理功能都出现一系列变化,使机体认知能力及对内、外环境刺激的反应能力下降,这是老年感官系统和神经系统疾病发生的基础,对老年人的个人安全、生活质量、社会交往和健康都造成不同程度的影响。因此,应重视健康保健,疾病预防,提高生存质量。

(一)感官系统

1. 视觉

(1)角膜:老年人角膜上皮干燥、透明度减低,视力减退。角膜变平,其屈光力减退引起远视和散光。角膜边缘基质出现灰白色环状类脂质沉积,即"老年环"。虹膜弹性减退、变硬,致瞳孔变小,对光反应不灵敏。

(2)晶状体:体积增大,弹性降低,视近物能力下降,出现"老视"现象。晶状体中非水溶性蛋白质逐渐增多而出现晶状体混浊,透光度减弱,增加了老年性白内障的发病率。晶状体悬韧带张力降低,晶状体前移,前房角变浅,影响房水回流,导致眼内压升高。

(3)玻璃体:玻璃体的老化主要表现为液化和后脱离。

2. 听觉 耳郭的弹性降低,外耳凹窝变浅,收集声波和辨别声音方向的能力亦降低;外耳道易患耵聍栓塞,导致暂时性耳聋;鼓膜增厚、弹性降低,听骨退行性变,影响声音的传导;耳蜗动脉退化导致内耳供血不足,促使老年性耳聋的发生和发展。

3. 味觉和嗅觉 味觉和嗅觉功能有不同程度的退化,其嗅觉不敏感可导致食欲减退,对危险环境特别是有害气体的辨别能力下降。

4. 本体觉 触压觉、温度觉、痛觉、位置觉减弱,对精细动作的执行能力下降如系鞋带、剪指甲等,对一些危险环境的感知度降低,易发生危险。

(二)神经系统

1. 脑萎缩 老年人脑体积逐渐缩小,重量逐渐减轻,出现脑萎缩,主要表现为脑室扩大、脑沟增宽变深、脑回变窄,以额、颞叶明显,因此,老年人常出现记忆力减退、思维判断能力下降等变化。阿尔茨海默病病人的脑重量减轻及脑萎缩更明显。

2. 神经细胞 神经细胞数量减少,神经元变性,突触减少,轴索萎缩,神经兴奋性差,对外界反应迟钝,动作协调性差,步态不稳易发生跌倒。老年人脑中可见神经纤维缠结、脂褐质、马氏小体和类淀粉物沉积等改变,是脑老化的重要标志。

3. 神经递质 老年人脑内蛋白质、核酸、脂类物质逐渐减少,合成多种神经递质的能力下降,递质间失去原有平衡,引起神经系统的衰老。如乙酰胆碱减少可引起老年人记忆力减退,尤其近期记忆力减退;黑质-纹状体多巴胺含量减少,导致肌肉运动障碍,动作缓慢及运动震颤麻痹等。

4. 脑血管 随着年龄增长,脑血管发生动脉粥样硬化,导致脑血液循环阻力增大,血流量减少,脑供血不足,影响脑代谢。血脑屏障功能减弱,容易发生神经系统感染性疾病。

5. 其他 老年人神经反射易受抑制,表现为腹壁反射、腱反射减弱或消失。丘脑-垂体系统也发生改变,对内环境调节能力降低。

二、老年性白内障病人的护理

老年性白内障是指中年以后晶状体蛋白变性混浊而引起的视觉功能障碍。其主要表现为无痛性、进行性视力减退。随着年龄的增长发病率逐渐增加,据统计,全球白内障盲人约1700万,白内障致盲居各种眼病的首位。我国现有白内障盲人约400万,其中大部分都是老年人。老年性白内障根据晶状体混浊的部位不同分为皮质型、核型、囊下型三类。临床上以皮质型和核型多见。

老年性白内障病因复杂,是由多种因素长期综合作用导致的晶状体退行性改变。研究表明,遗传、年龄、紫外线照射、维生素和微量元素缺乏等均是老年性白内障的危险因素。在发病初期和未成熟期,注意营养素的摄入,遵医嘱用药,以延缓病情发展。中后期最有效的治疗方法是手术治疗,分为晶状体摘除术和人工晶状体植入术。

【护理评估】

1. 健康史 询问老年人视力障碍出现的时间、程度、发展的速度,对生活的影响及治疗情况等;询问老年人有无家族遗传史,有无心脑血管病及糖尿病病史;询问老年人的工作性质、生活习惯、饮食状况及健康状况,是否有烟酒嗜好,平时是否注意用眼卫生等。

2. 身体状况

(1)渐进性无痛性双侧视力减退:早期可出现眼前有固定不动的黑点、单眼复视或多视、物像变形、昼盲(或)夜盲等。最后仅能见眼前光感和手动,直至失明。两眼可先后发病。

(2)视力障碍:与晶状体混浊部位有关,中央部位的混浊对视力影响较大。

(3)眼球胀痛、视力下降:皮质性白内障出现眼球胀痛、视力下降须控制眼压。

3. 心理-社会状况 了解老年人是否因视力障碍影响饮食起居和社会交往;是否因严重影响日常生活能力而产生焦虑、悲观情绪;有无担心失明出现的恐惧等。家人是否给予关心和爱护,是否给予适当的生活照顾。

4. 辅助检查 散瞳后使用检眼镜或裂隙灯显微镜检查,可发现晶状体混浊。角膜曲率及眼轴长度检查,可计算手术植入人工晶体的度数。

【常见护理诊断/问题】

1. 感知觉紊乱:视力下降 与晶状体混浊有关。

2. 有受伤的危险 与视力障碍有关。

3. 知识缺乏:缺乏有关白内障防治和自我保健的相关知识。

4. 焦虑 与视力障碍、担心失明及手术有关。

5. 潜在并发症:继发性青光眼、晶状体脱位。

【护理措施】

1. 一般护理

(1)环境:提供安全、舒适的生活环境。因老年人视力减退,色彩分辨力弱,室内装修应避免色彩反差过大。

(2)生活护理:生活要有规律,保持精神愉快,避免过度疲劳和用眼过度。常用的物品位置固定,放在易于拿取的地方。

(3)饮食护理:饮食宜清淡、富含纤维素,多吃蔬菜和水果,多摄入富含脂溶性维生素及含硒、锌的食品,忌辛辣。

2. 病情观察 对白内障病人,要注意检测病人的视力、视野、瞳孔、眼压的变化,并做好

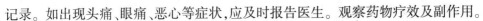

记录。如出现头痛、眼痛、恶心等症状,应及时报告医生。观察药物疗效及副作用。

3. 对症护理

(1)对于有眩光的老年人,建议其照明用柔和的白炽灯或戴黄色或茶色眼镜以减少眩光,当室外强光照射进户时,可用纱帘遮挡,外出时戴好防护眼镜。

(2)做好安全教育,物品固定摆放,活动空间宽敞无障碍。卫生间设计合理,照明要好,开关要安置于易于触碰处,下水道通畅。在老年人活动空间内安置扶手。住院病人的床头要悬挂"防跌倒"标识,加强巡视。

(3)老年人如出现头痛、眼痛、视力下降等症状,应立即就医,预防急性青光眼。慎用散瞳剂如阿托品,尤其在膨胀期,易诱发急性闭角型青光眼。

(4)需要手术的病人,术前做好心理疏导,协助病人进行各项检查,并说明检查目的、意义;术后嘱病人卧床休息,术眼用硬质眼罩保护,防止外力碰撞,严密观察有无并发症如眼部感染等,出现并发症应告知医生并及时处理。

4. 用药护理 早期根据医嘱使用谷胱甘肽滴眼液,口服维生素。中晚期病人要遵医嘱手术治疗。

5. 心理护理 加强与病人的沟通,给病人及家属讲解疾病的知识,减轻对预后的恐惧感,使病人树立信心,积极配合治疗。

6. 健康教育

(1)预防老年性白内障:①保持眼部卫生,勤洗手,勿用力揉眼,毛巾要清洁柔软。②饮食清淡,易消化,多食含维生素丰富的食物。③预防和治疗全身性疾病。④正确使用滴眼液。

(2)佩戴眼镜:遵医嘱佩戴合适的眼镜。

(3)定期接受眼科检查:以确定视力下降的程度,明确视力减退对老年人的影响,帮助老年人制订生活计划。

三、老年性耳聋病人的护理

老年性耳聋是指随年龄的增长,听觉器官不可逆性的衰老退变,为双耳对称性、缓慢听力下降。多属感音性耳聋,表现为高音频听觉困难和语言分辨能力差,可伴有耳鸣。耳聋可影响与他人的正常沟通和交流,对文化程度低的老年人更是妨碍了外界信息的接收,因此,做好老年性耳聋的预防和护理显得尤为重要。

老年性耳聋是由多种因素共同作用而引起的。遗传、环境、饮食、精神因素等与老年性耳聋关系密切。心脑血管疾病、糖尿病等也是加速老年性耳聋的因素。老年性耳聋目前尚无有效治疗方法,可通过改善内耳微环境、益气升阳中药等缓解症状,也可通过佩戴合适的助听器提高生活质量。

【护理评估】

1. 健康史 询问老年人近期是否有听力下降,如倾向于大声说话或希望别人大声说话,经常要求重复谈话内容等现象;了解有无耳鸣、眩晕等不适;询问生活习惯、饮食状况及健康状况;是否有脂代谢异常、动脉硬化、糖尿病等病史;有无居住环境嘈杂、严重精神压力等。是否用过耳毒性的药物等。

2. 身体状况 不明原因的双侧对称性听力下降,以高频听力下降为主。听力方向感与语言辨别能力显著下降,许多老年人常出现"打岔"现象。低声说话听不见,大声说话又感觉嘈杂、刺耳难受,即"重听现象"。常伴有耳鸣,开始为间歇性,逐渐发展呈持续性,夜深人静时更明显,常影响老年人的睡眠。

3. 心理-社会状况 由于听力减退,影响老年人交流,导致其抑郁少言,产生隔绝感和孤独感,损害老年人的身心健康。

4. 辅助检查 检耳镜检查耳道有无充血、分泌物、耵聍栓塞及鼓膜形状;纯音听力检查双耳高频听力损失情况,测得的数值可为佩戴助听器提供参考。

【常见护理诊断/问题】

1. 感知觉紊乱:听力下降 与耳部退行性病变及血液供应减少有关。

2. 沟通障碍 与听力下降有关。

3. 知识缺乏:缺乏有关耳聋的防护知识。

4. 焦虑 与听力障碍、担心耳聋有关。

【护理措施】

1. 一般护理 生活环境要安静、安全,避免噪声干扰。合理膳食,建议低糖、低盐、低脂肪、高纤维素饮食,及时补充锌元素。注意劳逸结合,保持健康的生活方式。

2. 病情观察 观察病人听力下降的程度,老年人与外界沟通和联系是否存在障碍及程度。

3. 对症护理 与老年人交谈时,说话速度要慢,发音清楚,必要时,可采用手势、表情等方式。

4. 用药护理 遵医嘱使用改善内耳微循环的药物,观察药物疗效及副反应。补充维生素类药物及微量元素等。

5. 心理护理 了解老年人的心理状态,进行适时的心理护理。尊重、关心老年人,加强护患沟通交流,避免老年人因耳聋产生孤独和自卑的心理。

6. 健康教育

(1)老年性耳聋的预防:因内耳微循环功能较差,对噪声和耳毒性药物等有害因素损害的敏感性增高,应避免噪声环境及耳毒性药物的影响;积极预防和治疗全身性疾病如高血压、糖尿病等;教会老年人用手掌按压耳朵和用示指按压环揉耳屏;避免过度劳累,保持心情舒畅。

(2)助听器的使用:教会老年人正确使用助听器、指导保养助听器,延长助听器的使用寿命。

 知识窗

助听器的选择及使用

助听器是有助于弱听病人改善听觉障碍、提高与他人会话能力的仪器,目前有盒式助听器、耳背式助听器、定制式助听器。

熟悉性能:指导老年人熟悉助听器各种开关的功能。音量调节到刚能听清对方讲话为宜。先在安静的环境下练习听自己的发音,再练习听电视机里的对话,逐步收听其他节目。

训练对话:训练者最好是老年人的家属,开始时,在安静环境中一对一进行。对话时要注意对方的口型和面部表情。速度适当放慢,语言可重复。当病人已经适应一对一的对话时,可进行有较多人的环境中进行练习,练习时将助听器的入声口对准说话人,使噪声降低到最小程度,直到完全适应。

四、老年脑血管疾病病人的护理

脑血管疾病(cerebrovascular disease,CVD)是多因素引起脑血管病变导致脑功能障碍的临床综合征。CVD 是神经系统的常见病,多发于老年期,具有发病率高、致残率高、复发率高、死亡率高的特点,是老年常见疾病致死原因之一。按病理性质分为缺血性脑血管病和出血性脑血管病两大类。前者包括短暂性脑缺血发作(TIA)、脑血栓形成、腔隙性脑梗死、脑栓塞。后者包括脑出血和蛛网膜下腔出血。

本节主要讲述脑出血、脑栓塞和脑血栓形成。

(一)脑出血

脑出血(intracerebral hemorrhage,ICH)指非外伤性脑实质内的出血,是急性脑血管病中病死率最高的疾病,且随年龄增长而增高,急性期病死率达 30% ~40%,相当一部分病人留有偏瘫、失语、智力障碍等后遗症,严重威胁老年人的健康和生命。

高血压及高血压合并脑动脉硬化是脑出血的最常见病因。由于长期高血压导致小动脉硬化,在脑动脉的分叉或转弯处形成微动脉瘤,在遇到某些诱因如寒冷、情绪激动、过度劳累后,血压骤然升高,导致微动脉瘤破裂出血。因出血部位和出血量的不同而表现出不同的临床症状,老年人脑叶出血较多见,特别是淀粉样变性或抗凝治疗引起的脑出血多位于脑叶,以顶叶最多。老年人有不同程度脑组织萎缩,脑神经细胞代偿能力差,发生脑出血时临床症状重,意识障碍重且不易恢复。另外老年人心、肺、肾等脏器功能减退,一旦发生脑出血,最易出现并发症,使病情复杂化,造成多器官衰竭,增加病死率。

急性期加强病情观察,调整血压,消除脑水肿,维持生命功能,防止并发症。有手术适应证者宜在超早期(发病后 6 小时内)进行手术,可挽救重症病人的生命,促进神经功能恢复。恢复期加强功能锻炼,促进脑功能恢复,提高生存质量。

(二)脑栓塞

脑栓塞(cerebral embolism)是指脑动脉被进入血液循环的栓子堵塞所引起的急性脑血管疾病。占脑梗死的 15%。老年人脑栓塞多由冠心病及大动脉病变引起,多在动态下发病并迅速达高峰。临床表现取决于栓子堵塞的动脉部位,意识障碍和癫痫发生率高,神经系统体征不典型,由于老年人常有多种疾病并存,心、肺、肾等脏器功能较差,易发生多种并发症,如肾衰、心衰、应激性溃疡等。部分老年人可出现无症状性脑梗死,临床诊断主要依靠脑 CT 和 MR。急性期采取综合治疗,尽可能恢复脑部血液循环,恢复期尽早进行康复训练。

(三)脑血栓形成

脑血栓形成(cerebral thrombosis,CT)是指由于脑动脉粥样硬化或其他因素造成管腔狭窄或闭塞,导致相应区域脑组织因急性供血不足或血流中断而发生缺血、缺氧或坏死,临床出现相应的神经系统症状和体征,在急性脑血管病中最常见。本病好发于 60 岁以上的老年人,男性多于女性。

脑动脉粥样硬化是老年人脑血栓形成的最常见的病因,动脉粥样硬化或动脉炎等引起血管内皮损伤,血液成分和血流动力学改变导致血流缓慢、血液黏滞度增加,使局部血小板及纤维素等黏附、聚集形成血栓,阻塞血管,相应区域脑组织因急性供血不足或血流中断而发生缺血、缺氧或软化坏死。急性期卧床休息,加强病情监测,调整血压,降低颅内压。掌握溶栓治疗的适应证,采取超早期溶栓治疗,防止继发性脑出血。恢复期控制危险因素,尽早开始康复治疗。

出血性和缺血性脑血管病的鉴别见表7-1。

表7-1 出血性和缺血性脑血管病的鉴别

| 鉴别 | 出血性脑血管病 | 缺血性脑血管病 | |
	脑出血	脑栓塞	脑血栓形成
发病人群	中老年人	发病年龄不一	老年人多见
既往病史	高血压合并细、小动脉硬化	冠心病及大动脉病变	脑动脉硬化
前驱症状	老年人一般无前驱症状,少数有头晕、头痛、肢体无力	无前驱症状	反复 TIA 发作
起病形式	急	急骤	缓慢
诱发因素	活动或情绪激动	不定	安静、休息时
意识障碍	多见	短暂意识障碍	无
血压	明显升高	正常	正常或稍高
头痛	有	无	较轻或无
呕吐	多有	无	无
颈项强直	可有	无	无
眼底	可见出血	可见动脉栓塞	可有动脉硬化
脑脊液	压力增高,均匀血性	正常或升高	多正常
CT	出血区密度增高	发病 24 小时后可见低密度灶	发病 24 小时后可见低密度灶

【护理评估】

1. 健康史 询问起病时间、方式及有无明显诱因如情绪激动、疲劳等;有无前驱症状如头痛、头晕、语言障碍、肢体麻木无力等;发病时有无剧烈头痛、呕吐,有无意识障碍及持续时间;询问急救及用药情况;了解病人有无高血压、冠心病、动脉硬化、高脂血症及短暂性脑缺血发作病史;是否遵医嘱使用抗凝、降压等药物。了解病人的生活习惯、饮食结构、烟酒嗜好等。

2. 身体状况

(1)脑出血:①老年人一般无前驱症状,少数有头晕、头痛及肢体无力等。②常在体力活动或情绪激动时发病,起病突然,病情进展迅速。因出血部位和出血量的不同而表现出不同的临床症状,如剧烈头痛、呕吐及意识障碍等。老年人由于脑萎缩,脑室容量相对增大,因此,颅压增高症状如头痛、呕吐可不明显,但意识障碍程度重,持续时间长。肢体瘫痪、失语等神经功能缺失表现严重,且不易恢复。③神经系统局灶性损伤表现依出血部位而定。基底节出血表现为"三偏征",即偏瘫、偏盲、偏身感觉障碍,优势半球出血可有失语。脑叶出血表现为头痛、呕吐、失语、视野异常、癫痫发作及脑膜刺激征等,顶叶出血还可有偏身感觉障碍、空间构象障碍。④老年人多脏器功能减退,故脑出血发生后并发症较多且严重,病情复杂,死亡率高。可并发应激性溃疡、吸入性肺炎、肺栓塞、肺水肿及各种感染等。

(2)脑栓塞:①老年脑栓塞发作急骤,多在活动中发病,无前驱症状。②临床表现取决于栓子堵塞的动脉部位,意识障碍和癫痫发生率高,神经系统体征不典型,如栓塞的动脉较大

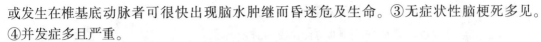

或发生在椎基底动脉者可很快出现脑水肿继而昏迷危及生命。③无症状性脑梗死多见。④并发症多且严重。

（3）脑血栓形成：①多见于有动脉粥样硬化的老年人，发病前有 TIA 发作史。②常在安静休息或睡眠状态下发病。大多数病人意识清楚或仅有轻度意识障碍，但老年人意识障碍较多见且较重。③有局灶性神经系统损伤的表现，并在数小时或 2～3 天内达高峰。因血栓发生部位、程度不同病人表现各异，可表现为偏瘫、感觉障碍、语言障碍等。

3. 心理 - 社会状况　评估老年人有无因突发疾病引起的焦虑、恐惧、无助；评估老年人及家属对疾病的了解程度，了解家属对疾病治疗的支持情况。

4. 辅助检查　通过影像学检查可了解急性脑血管疾病的类型、程度、范围，同时为手术治疗提供参考。CT 对早期脑出血诊断明确，MR 弥散加权成像以及波谱分析可以发现早期的脑梗死。脑出血破入脑室时脑脊液压力增高，出现血性脑脊液。

【常见护理诊断／问题】
1. 意识障碍　与脑出血、脑水肿有关。
2. 躯体移动障碍　与肢体瘫痪或平衡能力降低有关。
3. 语言沟通障碍　与语言中枢受损有关。
4. 焦虑　与生活自理缺陷和担心预后有关。
5. 生活自理缺陷　与偏瘫或长期卧床体力不支有关。
6. 潜在并发症：脑疝、呼吸道感染、消化道出血等。

【护理目标】
1. 老年病人意识障碍程度减轻或意识清楚。
2. 老年病人能配合进行肢体功能训练，肢体活动能力逐步恢复。
3. 老年病人能运用不同方式与他人交流，语言能力逐步恢复，生活能力有所提高。
4. 老年病人情绪稳定，配合治疗护理。
5. 老年病人自理能力提高。
6. 老年病人的并发症得到有效防治。

【护理措施】
1. 紧急救护措施　①监测和维持生命体征，必要时吸氧、建立静脉通道及心电监护。②保持呼吸道通畅，必要时吸痰、清除口腔呕吐物或分泌物。③昏迷病人应侧卧位。转运途中注意车速平稳，保护病人头部免受振动。

2. 一般护理

（1）卧位与安全：安置病人于合适的体位，保持呼吸道通畅。脑出血病人头部可略抬高，以利于减轻脑水肿。如有躁动、谵妄时应加保护性床档，必要时使用约束带适当约束。脑血栓形成病人易取平卧位。

（2）休息与活动：保持环境安静，避免声、光刺激，限制亲友探视。病情平稳后，鼓励病人做渐进性活动，如协助病人翻身、坐起、站立、行走等，以逐步恢复体能。

（3）饮食护理：急性脑出血病人发病 24 小时内应禁食，24 小时后根据病情给予高蛋白、高维生素、清淡易消化食物，吞咽困难者给予流食或半流食，必要时给予鼻饲，同时做好口腔护理。每次鼻饲前要抽吸胃液，如病人有呃逆、腹部饱胀、咖啡色胃液或黑便应立即通知医生紧急处理。

3. 病情观察　①密切观察病人的意识状态，连续监测生命体征，如病人意识障碍加重，出现剧烈头痛、呕吐、躁动不安,呼吸不规则,血压升高、瞳孔大小不等提示有脑疝可能,及时通知医生并配合抢救。②加强心电监测,注意有无心律失常。③观察有无肢体障碍,配合医生进行必要的护理。尽早进行康复训练防止失用性萎缩。

4. 对症护理

(1)脑水肿的护理:脑出血急性期如有脑水肿应置冰袋于头部,控制中枢性高热或降低体温,减少组织代谢,缓解脑水肿。脑血栓病人则严禁头部冷敷。

(2)皮肤护理:应每2小时翻身1次或变换体位,以免局部皮肤长期受压,翻身后保持肢体功能位。

(3)昏迷病人的护理:昏迷病人应做好口腔护理,及时清除呼吸道分泌物,以防误吸。准备好气管切开或气管插管包,必要时配合医生进行气管切开或气管插管。

(4)排便失禁的护理:大便失禁病人应及时清除排泄物,涂以保护性润滑油。尿失禁及时给予留置尿管,加强留置导尿的护理,减少泌尿系感染。

(5)脑缺氧的护理:遵医嘱吸氧,防止脑缺氧。

5. 用药护理 遵医嘱用药并观察用药后反应。使用溶栓、抗凝药时注意有无出血倾向;使用甘露醇降颅压时,应选择较粗血管,以保证药物的快速输入,要注意病人的心肾功能。

6. 心理护理 由于对预后的无法预知,肢体功能及语言功能障碍造成自理能力下降,治疗效果不佳等因素给老年人增加了精神负担,病人易产生焦虑、恐惧、绝望等心理问题。护士应同情、理解老年病人,做好安慰、解释工作,增强其战胜疾病的信心,同时做好家属的心理疏导。

7. 健康教育

(1)康复指导:脑血管疾病后功能的恢复是一个长期的过程,采取以功能训练为主的各种综合措施,预防残疾的发生和减轻残疾的影响,使病人的功能不断恢复和提高。急性期生命体征平稳可进行被动运动,主要目的是预防各种并发症,如肢体挛缩、深静脉血栓形成、压疮、呼吸道感染等。恢复期应做好运动及语言功能的训练,以恢复其自理能力,增强信心。

(2)指导病人自我护理:告知脑血管疾病的康复知识与自我护理方法,控制危险因素,积极防治高血压、糖尿病等。建立健康的生活方式,合理膳食,保持大便通畅、适量运动、睡眠充足。避免过度劳累,保持情绪稳定。遵医嘱合理用药,积极控制血压,一旦出现头痛、呕吐、意识障碍、步态不稳、肢体麻木无力等及时就诊。

【护理评价】

1. 老年病人意识障碍程度是否减轻。

2. 老年病人是否能按计划进行肢体和语言功能的训练,其生活能力是否逐渐提高。

3. 老年病人情绪是否稳定,是否配合治疗护理。

4. 老年病人自理能力是否提高。

5. 老年病人的并发症是否得到有效防治。

> 边学边练
>
> 实践6 老年脑血管疾病病人的自我护理指导

五、帕金森病病人的护理

帕金森病(Parkinson disease,PD)又称震颤麻痹,属于神经系统变性疾病。主要是中脑的黑质和纹状体变性引起神经递质间平衡受到破坏即多巴胺减少,肾上腺素和去甲肾上腺素减少,引发乙酰胆碱作用增强而产生的一系列临床症状。主要表现为震颤、肌肉强直、运动缓慢并减少、姿势步态异常。

本病的病因不明,发病机制复杂,可能与脑神经核老化、长期接触工农业毒素如杀虫剂、除草剂等有关,约有10%帕金森病病人有家族史。目前,PD无法治愈,应用理疗、医疗体育治疗、康复训练等手段可改善症状,维持日常生活能力。也可应用药物和(或)手术治疗,一般应尽量推迟药物治疗和手术治疗时间。

【护理评估】

1. 健康史 了解病人年龄、起病方式、病程;询问病人的职业、工作、生活环境;了解病人既往有无脑动脉粥样硬化、脑炎、外伤史;询问药物使用情况,有无家族史。

2. 身体状况

(1)震颤:早期呈静止性震颤,安静或休息时明显,紧张或情绪激动时加重,多从一侧上肢手指开始,手部震颤类似"搓丸样"。逐渐扩展到同侧及对侧上下肢,严重时头部也可出现震颤。

(2)肌强直:从一侧开始发展至对侧和全身。表现为屈肌和伸肌张力增高,呈现"铅管样强直",如合并震颤,可表现为"齿轮样强直"。面肌运动减少,眨眼少,表情动作减少,面容呆板呈现"面具脸"。

(3)运动减少和运动迟缓:表现为动作缓慢,始动困难,随意运动减少。各种精细动作(如解衣扣、系鞋带等)障碍。

(4)姿势步态异常:身体前倾,肘髋关节屈曲。起步困难,步行慢,步子越走越小,前冲,不易停下,称为"慌张步态"。

(5)其他表现:多汗、便秘、尿频、油脂分泌增多等。

3. 心理-社会状况 评估病人对疾病的反应,是否因动作迟缓、行走困难等影响日常生活而产生自卑、忧郁、焦虑心理。了解家属对病人患病的态度、心理支持、照顾程度、照顾方法是否得当及家庭经济状况。

4. 辅助检查 脑脊液及尿液中多巴胺及其代谢产物高香草酸(HVA)含量的测定。临床也可采用量表测定进行测查。

【常见护理诊断／问题】

1. 躯体活动障碍 与震颤、肌强直、步行障碍有关。

2. 自尊低下 与震颤、流涎、面肌强直等身体形象改变,生活依赖他人有关。

3. 营养失调:低于机体需要量 与吞咽困难、饮食减少和肌强直、震颤所致机体消耗量增加有关。

4. 个人应对无效 与丧失功能能力和自理能力有关。

5. 焦虑 与动作迟缓、行走困难等影响日常生活有关。

6. 知识缺乏:缺乏本病相关知识与药物治疗知识。

【护理措施】

1. 一般护理

(1)环境设置:室内光线明亮、温暖、湿润,地面平整、干燥、防滑、宽敞无障碍物,以防病人慌张躲避而跌倒。可在室内制作"帕金森道路"帮助老年人行走。床铺宽大或加防护栏,以防坠床。

(2)饮食护理:①保证足够的营养供给。②服用多巴胺治疗者,宜限制蛋白质摄入量,因为蛋白质消化过程中产生大量中性氨基酸,与左旋多巴竞争入脑,降低左旋多巴的疗效。蛋白质摄入量限制在每日0.8g/kg以下,全日总量40~50g,尽量选择优质蛋白如乳、蛋、鱼类等。多吃新鲜蔬菜、水果,多食含酪氨酸的食物如瓜子、杏仁、芝麻等,可促进脑内多巴胺的合成。适当控制脂肪的摄入。

2. 病情观察 注意病人震颤的变化,步伐移动情况,生活自理能力的变化等。建议病人或家属坚持写病情治疗与康复记录,以便及时发现病情变化。

3. 对症护理

(1)对咀嚼、吞咽功能障碍者,为避免进食过快引起的呛咳、坠积性肺炎,指导病人进食时宜缓慢,集中注意力。

(2)对于流涎过多的病人,可使用吸管,必要时鼻饲流食,保证营养的供给。

(3)对于出汗较多的病人,注意补充水分。

(4)预防并发症:①环境设置合理预防跌倒及坠床。②做好饮食护理,选择合适的体位,卧床病人餐后及时清洁口腔,预防误吸。③鼓励病人经常变换体位和轻拍背部,促进痰液排出预防肺部感染。④长期卧床者经常变换体位预防压疮。⑤预防便秘。

4. 用药护理 应用药物治疗控制症状,从最小剂量开始,品种不宜多,不宜突然停药或随意更换药品。护理人员要详细交代服药的时间、剂量及不良反应,如左旋多巴可引起腹痛、直立性低血压、精神错乱等,要注意观察。药物累加可引发中毒,一旦出现,及时复诊。

5. 心理护理 细心观察病人的心理反应,鼓励病人并注意倾听他们的心理感受。护理人员和家属要共同配合,做好知识宣传,让病人了解病情,主动配合治疗和护理。生活上避免不良刺激,尽量满足病人需求。鼓励病人自我护理,增加其独立性及自信心。

6. 健康教育

(1)康复指导:康复训练贯穿在疾病的整个治疗过程中,指导病人坚持主动运动和功能锻炼,多做皱眉、鼓腮、露齿和吹哨等动作;加强日常生活动作训练,进食、洗漱、穿脱衣服尽量自理;病情较重者指导其进行姿势及步态训练;卧床者指导其做被动肢体活动和肌肉、关节按摩。

(2)安全指导:病人动作缓慢、笨拙,用餐时应防止呛咳或烫伤。要注意移开环境中的障碍物,路面及厕所地面要防滑,走路时持拐杖助行,外出活动或沐浴时应有人陪护防止跌倒及受伤。嘱病人避免登高、避免单独使用危险器具和易碎的器皿,防止意外受伤。

(3)定期复查:定期门诊复查,了解病情变化及用药情况,及时调整用药剂量及用药方案。

(程东阳)

第三节 老年营养代谢与排泄相关疾病病人的护理

一、解剖生理变化

(一)消化系统

1. 食管 表现为食管肌肉萎缩,收缩力减弱,食管蠕动变慢,食物通过时间延长。

2. 胃 平滑肌的萎缩使胃蠕动减弱,排空延迟,胃液分泌减少,消化功能下降,容易造成胃黏膜的机械损伤,黏液碳酸氢盐屏障的形成障碍,加之内因子分泌功能部分或全部丧

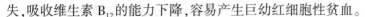

失,吸收维生素 B_{12} 的能力下降,容易产生巨幼红细胞性贫血。

3. 小肠与大肠　小肠绒毛增宽变短,平滑肌层变薄,收缩蠕动无力,吸收功能差,小肠分泌各种消化酶的水平下降,致小肠消化功能明显减退;结肠黏膜萎缩,肠蠕动缓慢无力,对水分的吸收减少,大肠充盈不足,不能引起扩张感觉等,造成便秘。

4. 肝脏与胆囊　肝细胞数量减少、变性、结缔组织含量增加,易造成肝纤维化和硬化,肝功能减退,合成蛋白能力下降,肝解毒功能下降,易引起药物性肝损害。由于老年人消化吸收功能差,易引起蛋白质等营养缺乏,导致肝脂肪沉积。胆囊及胆管壁变厚、弹性减低,因胆汁含大量胆固醇,易发生胆囊炎、胆石症。

(二)泌尿系统

1. 肾脏　肾重量减轻,肾小球数量减少,肾小管细胞脂肪变性,内膜增厚,透明变性。肾血流量减少,滤过率下降,肾功能衰减,出现少尿,尿素氮水平升高,肌酐清除率下降。肾浓缩稀释功能降低,昼夜排尿规律紊乱,夜尿增多,尿渗透压下降等。肾调节酸碱平衡能力下降,肾的内分泌功能减退。

2. 输尿管　输尿管肌层变薄,支配肌肉活动的神经减少,输尿管弛缩力降低,使尿液进入膀胱的速度变慢,且易反流。

3. 膀胱　膀胱容量减少,膀胱括约肌萎缩,支配膀胱的自主神经系统功能障碍,致排尿反射减弱,缺乏随意控制能力,常出现尿频、尿意延迟、残余尿量增多,甚至尿失禁。

4. 尿道　尿道括约肌萎缩,尿流变慢,排尿无力,致残余尿量增多,尿失禁;男性前列腺增生,前列腺液分泌减少,使尿道感染的发生率增高。

(三)神经内分泌系统

1. 内分泌轴　下丘脑是体内自主神经中枢。一些学者认为"老化钟"位于下丘脑,其功能衰退,使各种促激素释放激素分泌减少或作用减低,接受下丘脑调节的垂体及靶腺的功能也随之全面减退,从而引起衰老的发生与发展。

2. 甲状腺　老年人甲状腺重量减轻,滤泡变小,同化碘的能力减弱,T_3 水平降低,使机体代谢率降低,对寒冷天气适应力差,易出现怕冷、皮肤干燥、心率减慢等。

3. 甲状旁腺　甲状旁腺细胞减少,结缔组织和脂肪细胞增厚,血管狭窄,甲状旁腺激素(parathormone,PTH)的活性下降,Ca^{2+} 转运减慢,血清总钙和离子钙均比年轻人低。老年妇女由于缺乏能抑制 PTH 的雌激素,可引起骨代谢障碍。

4. 肾上腺　老年人肾上腺的皮、髓质细胞均减少,肾上腺皮质激素分泌下降,使其维持内环境稳定的能力降低,对外伤、感染、缺氧、手术等应激反应能力下降。

5. 性腺　性腺萎缩,性激素水平下降,性功能减退。

6. 胰腺　胰岛功能减退,胰岛素分泌减少,2 型糖尿病发生率高。

二、老年胃食管反流病病人的护理

 工作情景与任务

导入情景:

孙爷爷,62 岁。近 2 个月以来,经常出现胸骨后不适、烧灼感,伴胸闷、气短,常于饱餐后出现,持续约 1 小时左右可自动缓解,去社区医院就诊,医生告知他,可能是患了冠心病,并

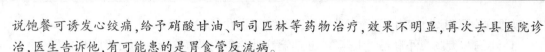

说饱餐可诱发心绞痛,给予硝酸甘油、阿司匹林等药物治疗,效果不明显,再次去县医院诊治,医生告诉他,有可能患的是胃食管反流病。

工作任务:

1. 针对孙爷爷的情况,请详细评估其身体状况。

2. 孙爷爷最终被确诊为胃食管反流病,请对其进行合理的健康指导。

胃食管反流病(gastroesophageal reflux disease,GERD)是指过多胃、十二指肠内容物反流入食管引起的疾病,常有胃灼热(烧心)、反酸等症状,并可导致食管炎和咽、喉、气道等食管以外的组织损害。

胃食管反流病是由多种因素造成的消化道动力障碍性疾病,发病与抗反流防御机制减退和酸性反流物对食管黏膜的侵袭作用有关。治疗措施包括改变生活方式和饮食习惯;应用胃肠动力促进剂、制酸剂等;必要时行胃底折叠术。

【护理评估】

1. **健康史** 了解是否有导致老年胃食管反流病的病因或诱因,如食用高脂肪食物、巧克力、吸烟、饮酒等;是否有增加腹腔内压力的因素如妊娠、大量腹水、呕吐、负重劳动、便秘等因素;是否有导致胃排空延迟、胃扩张的因素;是否有服用胆囊收缩素等激素的病史。

2. **身体状况** GERD 临床表现多样,轻重不一,多数病人呈慢性复发过程。

(1)症状与体征:最常见的症状是烧心和反酸。烧心常在餐后 1 小时左右出现,尤其在饱餐后。平卧、弯腰俯拾姿势或用力屏气时加重,常于熟睡时扰醒。可出现吞咽疼痛,多在摄入酸性或过烫食物时发生。部分病人有间歇性吞咽困难,少部分病人发生食管狭窄时呈持续性吞咽困难,且进行性加重,进食干食尤为明显。常有胸骨后的烧灼感、疼痛或剧烈刺痛,可向剑突下、肩胛区、颈部、耳部及臂部放射,酷似心绞痛。有的病人表现为咽部不适有堵塞感,但无真正的吞咽困难,称为"癔球症"。可并发慢性咽炎、声带炎、哮喘发作或吸入性肺炎。

(2)并发症:①上消化道出血:因食管黏膜炎症、糜烂或溃疡引起,可伴发轻度缺铁性贫血。②食管狭窄:长期反复发作可导致食管炎,甚至形成食管狭窄。③Barrett 食管:在食管黏膜修复过程中,鳞状上皮细胞被柱状上皮细胞取代称之为 Barrett 食管,发生消化性溃疡,又称 Barrett 溃疡,是食管腺癌的主要癌前病变。

3. **心理-社会状况** 胃食管反流病病人病程长、反复发作容易出现并发症,易使病人产生焦虑、急躁情绪、紧张甚至恐惧等心理变化。

4. **辅助检查** 常用辅助检查包括内镜与活组织检查、24 小时食管 pH 测定、食管吞钡 X线检查等。内镜检查是诊断胃食管反流病最准确的方法。

【常见护理诊断/问题】

1. **慢性疼痛** 与胃食管反流病致食管炎有关。

2. **知识缺乏**:缺乏胃食管反流病的相关病因及预防保健知识。

3. **潜在并发症**:上消化道出血、Barrett 食管等。

【护理措施】

1. **一般护理** 抬高床头 15～20cm 可减少胃内容物反流,增强食管的清除力,加快胃的排空;应避免腹腔内压力升高,如减轻肥胖、缓解便秘、避免紧束腰带等。为减轻反流,睡前不宜进食,白天进餐后也不宜立即卧床。避免高脂饮食,应少食多餐。避免烟、酒、浓茶、咖

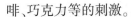

啡、巧克力等的刺激。

2. 用药护理 ①促胃肠动力药:改善食管蠕动功能,促进胃排空,可减少胃内容物食管反流,常用西沙必利、多潘立酮及甲氧氯普胺(胃复安)等。②H₂受体拮抗药:有较好的抑酸作用,可减少24小时胃酸分泌的50% ~70%,常用药物如西咪替丁、雷尼替丁、法莫替丁等,适于睡前服用,疗程8~12周。③质子泵抑制剂:此类药物抑酸作用强大,对本病的疗效优于H₂受体拮抗药或西沙必利,特别适用于症状重、有严重食管炎的病人。常用奥美拉唑、兰索拉唑、泮托拉唑等。以上三类药物可联合应用,必要时延长疗程。

3. 健康教育 介绍相关疾病知识,使病人能够有效配合医护人员的诊治过程。提醒病人改变生活方式,避免各种增加腹内压力的因素。指导病人控制饮食,少食多餐,餐后勿立即仰卧,以减少反流;减少咖啡、巧克力、酒及高脂食物的摄入;戒烟,防治便秘等。指导病人正确服用制酸药及胃肠动力药物,注意药物副作用。强调维持治疗的重要性,及时或定时复诊。

三、老年糖尿病病人的护理

工作情景与任务

导入情景:

王奶奶,71岁。已退休10余年,独居在家,儿女远在异乡工作。发现糖尿病10余年,服降血糖药物治疗。王奶奶认为药物可以完全控制血糖,所以对饮食不加控制,很少活动,不能按时监测血糖,不能定期复查。

工作任务:

1. 评估王奶奶的生活方式。

2. 针对王奶奶的患病情况,制订切实可行的健康教育计划。

糖尿病(diabetes mellitus,DM)是一组代谢内分泌病。老年糖尿病是指60岁以上的老年人胰岛素分泌不足或胰岛素作用障碍,引起血糖升高,血脂高,蛋白质、水与电解质等代谢紊乱。老年糖尿病多数是2型糖尿病,其患病率随年龄增加而升高,我国老年人DM的患病率约为16%。

【护理评估】

1. 健康史 详细询问其家族史、生活及工作环境、饮食习惯;询问其发现糖尿病的时间、诊治过程及效果等。

2. 身体状况 老年人糖尿病的临床特点表现为:①起病隐匿,且症状不典型:仅有1/5~1/4老年病人有多饮、多尿、多食及体重减轻的症状,多数病人因查体或其他原因就诊时发现。②并发症多:常并发各种感染,且感染可为首发症状。老年糖尿病病人更易发生高渗性非酮症糖尿病昏迷和酮症酸中毒,急性感染是酮症性酸中毒的常见诱因。老年糖尿病病人还易并发或合并各种大血管或微血管疾病,如高血压、冠心病、脑卒中、糖尿病肾病、糖尿病性视网膜病变等。③多种老年病并存:如并发心脑血管病、缺血性肾病、白内障等。④自身保健能力及治疗依从性差,可使血糖控制不良或用药不当,引起低血糖的发生。

3. 心理-社会状况 老年糖尿病病人并发症多,病人会出现无助、沮丧、恐惧的心理反应;注意力、记忆力和想象力均较同年龄段非糖尿病病人差。长期治疗加重个人、家庭、社会的经济负担。

4. 辅助检查 自我监测或定期到医院复查血糖和尿糖,以及时调整治疗护理方案。

【常见护理诊断/问题】

1. 营养失调:低于机体需要量 与代谢紊乱所致体重减轻有关。

2. 焦虑 与长期治疗、病情反复有关。

3. 知识缺乏:缺乏相关用药及自我保健知识。

4. 潜在并发症:糖尿病肾病、糖尿病视网膜病变、糖尿病足等。

【护理目标】

1. 老年病人血糖控制良好、体重恢复正常并保持稳定。

2. 老年病人能够正确对待自己的健康状况,有效地缓解焦虑。

3. 老年病人有效获取糖尿病相关知识,治疗依从性增强。

4. 老年病人的并发症得到有效防治。

【护理措施】

1. 一般护理 病人应坚持适当运动,餐后 1 ~ 1.5 小时活动是降低血糖的最佳时间,餐后散步 20 ~ 30 分钟可有效控制血糖。注意个人卫生,防止外阴与泌尿系感染,发现有感染征象时要及时处理。为了预防糖尿病足的发生,宜穿宽松、干燥、清洁的鞋袜,勤检查双足,洗脚水温度适宜,慎用热水袋或电热毯取暖。

临床应用

糖尿病足的 Wagner 分级法

分级	临床表现
0 级	有发生足溃疡的危险因素,目前无溃疡
1 级	表面溃疡,临床上无感染
2 级	较深的溃疡,常合并软组织炎,无脓肿或骨的感染
3 级	深度感染,伴有骨组织病变或脓肿
4 级	局限性坏疽(趾、足跟或前足背)
5 级	全足坏疽

2. 病情观察 胰岛素治疗时注意低血糖与低血钾的发生;观察尿糖与酮体变化,准确记录出入量。老年糖尿病人发生酮症酸中毒治疗时,输液速度不宜太快,防止诱发心力衰竭。

3. 饮食护理 自觉执行糖尿病饮食,给予低糖、低脂、高维生素、富含蛋白质和纤维素的饮食。老年人的饮食应按每天四餐或五餐分配,对预防低血糖反应十分有效。

4. 用药护理 遵医嘱使用降糖药,观察药物疗效及不良反应,提高老年病人用药的依从性。老年糖尿病病人服用药物应尽量避免肾损害,加用胰岛素时,应从小剂量开始逐步增加。空腹血糖宜控制在 9.0mmol/L 以下,餐后 2 小时血糖在 12.2mmol/L 以下即可。

5. 心理护理 老年糖尿病病人常存在焦虑心理,指导老年人保持稳定的情绪,积极配合治疗、护理。

6. 健康教育　糖尿病作为一种慢性病,并发症多,增强老年人的自护能力是提高生活质量的关键。教会老年人及家属正确使用血糖仪并强调定期监测血糖的重要性;并应强调饮食、运动、控制血糖、定期复查的重要性。

防治动态

糖尿病防治的"五驾马车"

国际糖尿病联盟(IDF)将健康教育与心理改善、药物改善、饮食改善、运动改善和血糖监测形象地称为糖尿病改善的五驾马车,正确驾驭五驾马车就能使糖尿病病人血糖长期控制稳定,结合减少吸烟、饮酒、纠正高血脂等其他有害因素,就能有效防止或减少糖尿病并发症的发生,最终达到延长寿命,提高生活质量的目标,享受健康人生。

【护理评价】

1. 老年病人血糖控制是否良好、体重恢复是否正常并保持稳定。
2. 老年病人是否能够正确对待自己的健康状况,是否有效地缓解焦虑。
3. 老年病人是否有效获取糖尿病相关知识,治疗依从性是否增强。
4. 老年病人的并发症是否得到有效防治。

四、前列腺增生病人的护理

前列腺增生是老年男性的常见病。一般男性 40 岁以后均有不同程度的前列腺增生,常于 50 岁以后出现症状,60 岁以上发病率超过 50% ,80 岁时可高达 83% 以上。临床以尿频、排尿困难为主要特征。

前列腺增生发病原因尚不十分清楚,目前认为与下列因素有关:①性激素平衡失调。②不良饮食习惯如长期饮酒、饮咖啡、喝浓茶及喜食辛辣等刺激性食物及高脂肪、高胆固醇食物等。③过度的性生活可导致前列腺组织长期处于充血状态,40 岁以后前列腺逐渐增生。④尿道炎、睾丸炎等慢性炎症形成的有害物质和病菌长期刺激前列腺可引起增生。⑤其他因素如劳累、便秘、局部受凉、久坐及活动减少可诱发或加重前列腺增生。

无症状的前列腺增生病人不需要治疗。梗阻症状重者可选择理疗(射频和微波治疗)、药物或手术治疗。

【护理评估】

1. 健康史　详细询问有无尿频、夜尿增多、进行性排尿困难等表现,诊治经过及用药效果;询问有无反复发作的下尿路感染、膀胱结石、肾功能不全等病史;询问有无便秘、饮酒、寒冷、劳累、憋尿等诱发急性尿潴留的病史;询问是否合并高血压、冠心病、肺气肿等疾病。

2. 身体状况

(1)尿频:是前列腺增生病人最早、最常见的症状。主要因为前列腺充血刺激,残余尿量增加,膀胱有效容量减少所致。随着尿路梗阻加重,残余尿量增加,尿频症状也逐渐加重。

(2)进行性排尿困难:是前列腺增生最主要的症状。轻度梗阻时,排尿起始延迟、断续、排尿时间延长;若梗阻加重,可出现排尿费力、尿流射程短、尿流细长、分叉、断续或滴沥;长期排尿困难可诱发腹股沟疝、脱肛等。

(3)尿潴留:随着梗阻程度的加重,可发生尿潴留。膀胱过度充盈,还会使少量尿液从尿道口溢出,出现充溢性尿失禁。便秘、饮酒、寒冷、劳累、憋尿、气候变化、久坐等情况都可诱发急性尿潴留。

(4)血尿:伴有结石发生或膀胱颈黏膜充血时可有血尿发生。

(5)通过直肠指诊可触及增大的前列腺。

3. 心理-社会状况　长期排尿困难或反复出现尿潴留,影响老年人休息及日常生活,严重时影响社交活动,加重老年人精神负担。应评估老年人有无紧张、焦虑情绪,家庭对老年人的关心程度等。拟手术治疗的老年人,易产生恐惧,评估时应予注意。

4. 辅助检查

(1)B 型超声波检查:可以直接测量前列腺大小,还可测量膀胱残余尿量。经直肠超声扫描更为精确。

(2)其他:必要时可选择尿流率检查、血清前列腺特异抗原(PSA)测定、尿道膀胱镜检查。

【常见护理诊断/问题】

1. 排尿障碍:排尿困难　与前列腺增生引起尿路梗阻有关。

2. 睡眠形态紊乱　与尿频有关。

3. 有感染的危险　与尿潴留有关。

4. 焦虑　与排尿困难或尿潴留影响睡眠以及担心手术风险及预后有关。

【护理措施】

1. 一般护理

(1)饮食护理:给予易消化的高蛋白、高维生素、高纤维素、低脂肪饮食。避免短时间内大量饮水,防止膀胱急剧扩张。避免喝酒或有利尿作用的饮料,以免引起尿潴留。

(2)生活护理:指导老年人养成良好的生活方式,生活起居有规律。夜间尿频时可在床旁放便器或床尽量靠近洗手间,叮嘱老年人不要憋尿。

2. 对症护理　如发生急性尿潴留,应给予临时或留置导尿术,必要时可行耻骨上膀胱造口术;控制感染、预防发生肾功能损害。在留置导尿或耻骨上膀胱造口引流期间,要保持引流通畅,为预防感染应每天 2 次冲洗膀胱。

3. 手术治疗的护理

(1)术前护理:向病人介绍手术治疗的目的和方法、手术前后的注意事项,消除病人的恐惧心理。做好术前常规准备。

(2)术后护理:密切观察病人病情变化,遵医嘱定时冲洗膀胱。术后腹胀消失、肛门排气后给予半流质饮食,嘱病人多饮水,增加尿量可以起到冲洗膀胱的作用。

4. 用药护理

(1)α 受体阻断药:该类药物可使膀胱颈及前列腺平滑肌松弛,解除尿路梗阻,起效快,但副作用多,主要有头痛、心悸、鼻塞和直立性低血压等。初始用药或合用降压药时应注意观察血压变化,变动体位要慢,防止低血压晕厥的发生。

(2)激素相关类药物:以 5α-还原酶抑制剂(非那雄胺)最为常用,可控制前列腺增生,改善临床症状。此类药物起效较慢,停药后前列腺恢复增生,因此需终身服药。需说服、鼓励老年人坚持服药。

5. 心理护理 向病人及家属介绍前列腺增生的病因、发病与特征,嘱家属多关心、体贴和安慰病人。给予耐心解释,配合治疗护理,树立克服疾病的信心。

6. 健康教育 指导病人保持乐观的情绪,养成良好的生活习惯。饮食以清淡为主,避免辛辣刺激食物,忌烟酒。睡眠要充足,保持大便通畅。注意保暖,避免受凉和劳累。避免久坐不动。性生活要适度,以防引起急性尿潴留。按时服药,强调定期复诊的必要性和重要性。

第四节 老年休息与活动相关疾病病人的护理

一、解剖生理变化

(一)呼吸系统

1. 胸廓与呼吸肌 胸廓因肋骨、脊柱钙化而变硬,前后径变大呈桶状,胸廓活动受限,肺活量减低;呼吸肌和膈肌萎缩。

2. 呼吸道 鼻软骨弹性减低,黏膜及腺体萎缩,鼻腔对气流的过滤和加温功能减退或丧失,使气道防御功能下降。咽黏膜和淋巴细胞萎缩,容易引起上呼吸道感染。

3. 肺组织与肺功能 肺组织弹性下降,肺通气和肺活量降低,呼吸功能减退,肺组织重量减轻,肺泡壁变薄,泡腔扩大,弹性降低,易致老年性肺气肿,咳嗽反射及纤毛运动功能退化,使滞留在肺的分泌物和异物增多,易感染。

(二)心血管系统

1. 心脏 心脏增大,左心室肥厚,心肌细胞纤维化,脂褐质沉积,胶原增多,淀粉样变,重量增加。心肌的兴奋性、自律性、传导性均降低,心瓣膜退行性变和钙化,窦房结P细胞减少,纤维增多,房室结、房室束和束支都有不同程度的纤维化,导致心脏传导障碍。心肌收缩能力下降,心排血量减少,易致各脏器缺血。

2. 大血管 随年龄增长,动脉内膜增厚,中层胶原纤维增加,管壁变硬,弹性减退,外周阻力增加,收缩压增高,舒张压降低,脉压增大,动脉粥样硬化,冠心病发生率增加。

(三)运动系统

1. 骨 老年人骨质吸收超过骨质形成。骨皮质变薄,骨密度减低,骨质疏松,脆性增加,易发生骨折。

2. 关节及附属结构 关节软骨、滑膜钙化、纤维化,失去弹性,血管硬化,供血不足,韧带、腱膜、关节纤维化而僵硬,使关节活动受到严重影响,引起疼痛,骨质增生形成骨刺。

3. 肌肉组织 肌纤维变细,重量减轻,肌肉韧带萎缩,耗氧量减少,肌力减低,易疲劳,加之脊髓和大脑功能衰退,活动减少,反应迟钝。

二、老年骨质疏松症病人的护理

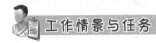

导入情景:

杨奶奶,80岁。遇冬天下雪路滑出门,不小心滑倒跌坐于路上,起来时感手腕及腰部疼痛难忍,急送医院拍片检查,发现右侧尺桡骨骨折并腰椎多发骨折。郁闷、烦恼不安,生活自理能力明显不足。

工作任务:

1. 请对杨奶奶发生多发骨折的原因进行分析。

2. 正确指导杨奶奶休息、活动与饮食。

骨质疏松症是一种以骨量减少、骨组织的细微结构破坏使骨骼强度降低和骨折危险性增加为特征的代谢性骨病。多见于 60 岁以上的老年人,到目前为止中国老年骨质疏松症病人约 9000 万人,且女性的发病率为男性的 2 倍以上。

老年骨质疏松症的原因目前还不十分清楚。一般认为是遗传、激素、营养、生活方式和环境等因素相互影响的结果。

【护理评估】

1. 健康史 重点询问与骨质疏松症有关的病因及女性绝经的时间。有无吸烟、酗酒,高蛋白、高盐饮食,饮浓咖啡,光照减少等骨质疏松的易发因素。

2. 身体状况

(1)骨痛和肌无力:全身或腰背部疼痛、肌无力最为常见,由安静状态起身活动时出现,大幅度伸展肢体时各关节疼痛加重;少数人于夜间发生突然剧痛,清晨起床活动时疼痛加重;腰椎压缩性骨折可引起腰背部急性痛。

(2)身长缩短、畸形:可因椎体骨密度减少形成骨质疏松,导致椎体压缩变形,椎体缩短,严重者可发生驼背。

(3)骨折:是老年骨质疏松的主要并发症,常因日常活动或创伤诱发。骨折发生的部位以股骨颈骨折,桡骨下端骨折,胸、腰椎椎体骨折多见。

3. 心理-社会状况 骨质疏松造成的形体改变,会进一步加重老年人的心理负担,挫伤老年人的自尊心。病人可因为外形改变、身体活动不便而拒绝参加社交活动。

4. 辅助检查 生化检查包括骨钙素、尿羟赖氨酸糖苷等指标的测定。X 线检查可表现为骨皮质变薄、骨小梁减少变细,骨密度减低、透明度增大等骨质疏松表现,晚期出现骨变形及骨折征象。骨密度检查常用单光子骨密度吸收(SPA)、双能 X 线吸收仪(DEXA)、定量 CT 检查,有助于诊断骨质疏松。

 知识窗

谁该测骨密度?

1. 女性 65 岁以上和男性 70 岁以上,无其他危险因素。

2. 女性 65 岁以下和男性 70 岁以下,1 项危险因素。

3. 有脆性骨折史和(或)脆性骨折家族史的男、女成年人。

4. 各种原因引起的性激素水平低下的男、女成年人。

5. 影响骨矿代谢的疾病和药物史。

6. X 线摄片已有骨质疏松改变者。

7. 接受骨质疏松治疗进行疗效监测者。

【常见护理诊断/问题】

1. 慢性疼痛 与骨质疏松、骨折及肌肉疲劳、痉挛有关。

2. 躯体活动障碍 与骨痛、骨折引起的活动受限有关。

3. 情境性自尊低下 与椎体骨折引起的身长缩短或驼背有关。

4. 潜在并发症:骨折。

【护理措施】

1. 一般护理 在医护人员指导下适量活动。对有活动能力的病人,适当运动以增加和保持骨量,如散步有助于保持骨骼强壮,增强活动灵活性,并可减少跌倒的机会。颈、腰椎退行性变的病人可酌情使用支架、颈托、腰围及其他骨科器械。对因疼痛而活动受限者,指导其维持关节功能位,每天进行关节的活动训练,同时进行肌肉的等长、等张收缩训练,以保持肌张力。对骨折固定或牵引的病人,每小时应适度活动数分钟。

2. 病情观察 ①骨、关节疼痛的部位、性质、持续时间及疼痛是否放射,疼痛与活动的关系,疼痛加重的诱因及缓解的方法等。②关节活动受限的程度、与运动和体位的关系、对日常生活的影响、是否使用助步器等。③有无知觉改变,如感觉过敏、感觉减退或消失等。

3. 对症护理

(1)疼痛的护理:为减轻或缓解疼痛应增加卧床休息时间,可使腰部软组织和脊柱周围肌群得到松弛,显著减轻疼痛。使用加薄垫的木板床或硬棕床垫,仰卧时头不可过高,在腰下垫一薄枕。必要时可使用背架、紧身衣等限制脊柱的活动度。热水浴、按摩、擦背等有助于肌肉放松。对疼痛严重者可遵医嘱使用镇痛药、肌肉松弛剂等药物,对骨折者应通过牵引或手术方法缓解疼痛。

(2)并发症的护理:为预防并发症的发生,日常生活中尽量避免弯腰、负重等行为;生活环境应有安全防护设施,防止跌倒和损伤;采取防滑措施,以防意外摔倒。对已发生骨折的老年人,进行被动和主动的关节训练活动,定期检查防止并发症的出现。

4. 饮食护理 老年人每天应增加营养素的供应,鼓励老年人多摄入含钙和维生素D丰富的食物,如鲜牛奶、乳制品、豆制品、海产品、深绿色蔬菜、坚果等含钙量较高的食物。富含维生素D的食物有禽、蛋、肝、鱼肝油等。

5. 用药护理 目前治疗老年骨质疏松症的药物主要有:①钙制剂:如碳酸钙、葡萄糖酸钙等,服用钙制剂避免与绿叶蔬菜一起服用,防止减少钙的吸收;增加饮水量,以减少泌尿系统结石,防止便秘。②钙调节剂:包括降钙素、维生素D和雌激素,用降钙素时要观察有无低血钙和甲状旁腺功能亢进的表现,在服用维生素D的过程中要监测血清钙和肌酐的变化。③二膦酸盐:如依替膦酸二钠、帕米膦酸二钠、阿仑膦酸钠等,此类药物因食物能影响其吸收,降低药效,所以应晨起空腹服用,同时饮清水200~300ml,至少30分钟内不能进食或喝饮料。静脉注射要注意血栓性疾病的发生,同时应监测血钙、磷和骨吸收等生化指标。

6. 心理护理 鼓励老年人表达内心的感受,明确老年人焦虑的原因。指导老年人穿具有修饰作用的衣服,改变人的视觉效果。强调老年人在阅历、学识或人格方面的个人优势,增强自信心,逐渐适应形象的改变。

7. 健康教育 ①基本常识指导:提供老年人保健有关的书籍、图片和影像资料,宣讲骨质疏松发生的原因、表现、辅助检查结果及治疗方法。②日常生活指导:采取防跌倒措施。

③饮食指导：尤其要指导老年人多摄入含钙及维生素 D 丰富的食物。④用药指导：指导老年人服用可咀嚼的片状钙剂，应选择在饭前 1 小时及睡前服用，钙剂应与维生素 D 制剂同时服用。教会老年人观察各种药物的不良反应，明确各种不同药物的使用方法及疗程。⑤心理疏导：鼓励老年人自我调节，适应自我形象的改变。

三、老年退行性骨关节病病人的护理

 工作情景与任务

导入情景：

王奶奶，67 岁。退休 10 余年，体型肥胖。近 2 年来，双下肢关节，尤其是膝关节疼痛越来越重，近期更是难以忍受，日常活动亦趋于困难。去医院检查后，医生诊断为老年退行性骨关节病，予以对症治疗。儿女出于孝心，给买了一辆自助轮椅，便于老年人出行活动，老年人也乐于使用轮椅，并渐渐产生依赖心理。

工作任务：

1. 请评估王奶奶的病情及心理状况，拟订出护理诊断。
2. 正确指导王奶奶的日常活动及锻炼形式。

老年退行性骨关节病又称骨性关节炎、增生性关节炎等，是由于关节软骨发生退行性变，引起关节软骨完整性破坏以及关节边缘软骨下骨板病变，继而导致关节症状和体征的一组慢性退行性关节疾病。

退行性骨关节病的病理改变表现为透明软骨软化退变、糜烂，然后骨端暴露，并继发滑膜、关节囊、肌肉的变化。此病好发于髋、膝、脊椎等负重关节以及肩、指间关节等，高龄男性髋关节受累多于女性，手部骨性关节病则以女性多见。临床上将退行性骨关节病分为原发性和继发性。

【护理评估】

1. 健康史　详细询问家族遗传史、有无超重及肥胖史、有无吸烟等；是否存在长期不良姿势、长期从事反复使用关节的职业或剧烈的文体活动等损害关节的病理因素；有无先天性畸形、关节创伤、关节面的后天性不平衡及其他疾病等。

2. 身体状况

(1)关节疼痛：关节酸痛，多于活动或劳累后发生，休息后可减轻或缓解。随着病情进展，疼痛程度加重，表现为钝痛或刺痛，关节活动可因疼痛而受限，严重者休息时也可出现疼痛。其中膝关节病变在上下楼梯时疼痛明显，久坐或下蹲后突然起身可导致关节剧痛，髋关节病变疼痛常自腹股沟传导至膝关节前内侧、臀部及股骨大转子处，也可向大腿后外侧放射。

(2)关节僵硬：在久坐或清晨起床后关节有僵硬感，不能立即活动，要经过一段时间后才感到舒服。这种僵硬和类风湿关节炎不同，时间较短暂，一般不超过 30 分钟。疾病晚期，关节活动受限将是永久的。

(3)关节内卡压现象：当关节内有小的游离骨片时，可引起关节内卡压现象。表现为关节疼痛、活动时有响声和不能屈伸。膝关节卡压易使老年人摔倒。

(4)关节肿胀、畸形:膝关节因局部骨性肥大或渗出性滑膜炎而引起肿胀,严重者可见关节畸形、半脱位等。手关节可因指间关节背面内、外侧骨样肿大结节而引起畸形,部分病人可有手指屈曲或侧偏畸形,第一腕掌关节可因骨质增生出现"方形手"。

(5)功能受限:各关节可因骨赘、软骨退变、关节周围肌肉痉挛及关节破坏而导致活动受限。颈椎骨性关节炎脊髓受压时,可引起肢体活动无力和麻痹,椎动脉受压可致眩晕、耳鸣以至复视、构音或吞咽障碍,严重者可发生定位能力丧失或突然跌倒。腰椎骨性关节炎腰管狭窄时,可引起下肢间歇性跛行,严重者可出现大小便失禁。

3. 心理-社会状况 疼痛使老年人日常及社交活动减少;功能障碍使老年人的无用感加重,产生自卑心理;疾病的迁延不愈使老年人对治疗失去信心,产生消极、悲观的情绪。

4. 辅助检查 本病无特异性的实验室指标,放射学检查具有特征性改变。

(1)X线平片:典型表现为受累关节间隙狭窄,软骨下骨质硬化及囊性变,关节边缘骨赘形成,关节内游离骨片。严重者关节面萎缩、变形或半脱位。

(2)CT检查:用于椎间盘病的检查,效果明显优于普通X线检查。

(3)MRI检查:能发现早期的软骨病变,半月板、韧带等关节结构的异常。

【常见护理诊断/问题】
1. 疼痛:关节痛 与关节退行性变引起的关节软骨破坏及骨板病变有关。
2. 躯体活动障碍 与关节疼痛、畸形或脊髓压迫所引起的关节或肢体活动困难有关。
3. 活动无耐力 与关节疼痛、活动受限有关。
4. 有自理能力缺陷的危险 与疾病引起的活动障碍有关。

【护理目标】
1. 老年病人能通过有效的方法使疼痛减轻。
2. 老年病人关节功能有所改善,肢体活动范围增大。
3. 老年病人活动量逐渐增加,活动时无不适感。
4. 老年病人能独立或在他人辅助下完成日常生活活动。

【护理措施】
1. 一般护理 老年病人宜动静结合,急性发作期限制关节的活动,一般情况下应以非负重活动为主,规律而适宜的运动可有效预防和减轻病变关节的功能障碍。游泳、做操、打太极拳等能增加关节活动的灵活性。饮食上应避免高脂、高糖食品的摄入。

2. 对症护理 为减轻或缓解疼痛,减轻关节的负重和适当休息是缓解疼痛的重要措施,可使用手杖、拐等助行器站立或行走。疼痛严重者,卧床牵引限制关节活动。膝关节骨性关节病的老年人除适当休息外,上下楼梯、站立时,借助扶手支撑的方法减轻关节软骨承受的压力,膝关节积液严重时,应卧床休息。另外,局部理疗与按摩有一定的镇痛作用。

3. 功能锻炼 主动和被动的关节功能锻炼,可以保持病变关节的活动能力,防止粘连和活动功能障碍。不同关节的锻炼根据其功能有所不同:①髋关节应早期训练做踝部和足部的活动,鼓励病人尽可能做股四头肌的收缩,除去牵引或外固定后,床上训练髋关节的活动,进而扶拐下地活动。②膝关节的早期训练以股四头肌的伸缩活动为主,解除外固定后,再进行伸屈及旋转活动。③肩关节训练主要练习外展、前屈、内旋活动。④手关节训练:主要锻炼腕关节的背伸、掌屈、桡偏屈、尺偏屈。为增强病人自理能力,可根据其自身条件及受限程度,运用辅助器具保证或提高老年人的自理能力。

4. 用药护理 ①非甾体抗炎药:建议使用双氯芬酸、舒磷酸硫化物等镇痛药,此类药物副作用小,且对软骨代谢和蛋白聚合糖合成具有促进作用。尽量避免使用阿司匹林、吲哚美辛等副作用大,且对关节软骨有损害作用的药物。②氨基葡萄糖:能修复损伤的软骨,减轻疼痛,常用药物有硫酸氨基葡萄糖、氨糖美辛片等。硫酸氨基葡萄糖适于餐中服用,氨糖美辛片饭后即服或临睡前服用效果较好。③抗风湿药:通过关节内注射,利用其润滑和减震功能,对保护残存软骨有一定作用。用药期间应注意临床观察,注意 X 线片复查和超声波复查关节积液。

5. 手术护理 对症状严重、关节畸形明显的晚期骨关节病老年人,需进行人工关节置换术。术后护理详见《外科护理》相关章节。

6. 心理护理 为老年人安排有利于交际的环境,增加其与外界环境互动的机会。主动提供一些能使老年人体会到成功的活动,并对其成就给予诚恳的鼓励和奖赏,增强老年人的自尊感,增强其自信心。

7. 健康教育 指导病人注意防潮保暖,防止关节受凉受寒。指导病人科学合理的活动与锻炼,减轻体重,保护关节。指导病人正确使用物理疗法,以缓解疼痛。指导病人正确用药,用明显的标记保证老年人定时、定量、准确服药,并告知药物可能有的副作用。

【护理评价】

1. 老年病人是否能通过有效的方法使疼痛减轻。

2. 老年病人关节功能是否有所改善,肢体活动范围增大。

3. 老年病人活动时是否有不适感。

4. 老年病人是否能独立或在他人辅助下完成日常生活活动。

四、老年高血压病人的护理

 工作情景与任务

导入情景:

李爷爷,65 岁。1 年前发现患有高血压,平素生活无规律,经常熬夜打麻将,口味偏咸,有烟酒嗜好,不能按医嘱服用降压药,因近期情绪激动,自感头晕、头痛,血压增高,入院治疗。

工作任务:

1. 全面评估李爷爷存在的健康问题。

2. 对李爷爷进行高血压的健康指导。

老年高血压是指 60 岁以上老年人,在安静、未服用降压药情况下,血压持续或非同日 3 次以上血压测量收缩压(SBP)≥140mmHg 和(或)舒张压(DBP)≥90mmHg。原发性高血压是老年人最常见的心血管疾病之一,我国 60 岁以上高血压的患病率达 38.2%。心脑血管并发症高且严重,约 2/3 的心肌梗死病人、3/4 的脑血管疾病病人有原发性高血压病史。

目前老年人原发性高血压的发病原因尚不明确。可能与遗传、年龄、长期或反复较明显的精神紧张、焦虑、食盐摄入量增加、胰岛素抵抗等因素相关。其他如与吸烟、嗜酒、肥胖、低钙、低镁及低钾等有关。

老年高血压病人用药应个体化。对于顽固性高血压,常需联合用药。不仅可提高疗效、消除心血管危险因素和防治心血管并发症,且可减少降压药物的不良反应,提高用药的依从性。

【护理评估】

1. 健康史　询问是否有运动少、超重甚至肥胖、饮酒、高盐饮食等不良生活方式;详细了解高血压病史、药物治疗史及治疗效果等。

2. 身体状况　老年高血压起病隐匿,进展缓慢,早期临床症状不明显,或无任何症状,多于查体时发现。老年高血压具有患病率高,单纯收缩期高血压多见,心、脑、肾等并发症多且严重,病死率较高。老年人的血压波动增大。收缩压 1 天内波动达 40mmHg,舒张压波动达 20mmHg。一年四季波动可达 110mmHg,表现为冬季较高、夏季较低。较大的血压波动性使老年人易发生直立性低血压,且恢复的时间较长。老年高血压常伴发糖尿病、缺血性心脏病、心功能不全、慢性肾病、脑血管病等,合并症的临床症状常掩盖高血压自身的症状体征。

3. 心理-社会状况　老年高血压病人由于躯体症状的影响可出现不同程度的紧张、焦虑、抑郁等心理反应,尤其是治疗不当或效果不佳时,会使病人丧失信心,产生恐惧心理。

4. 辅助检查　依据 24 小时血压监测,判断血压程度及血压波动情况,根据实验室检查、心电图、X 线检查、CT 检查及眼底检查情况了解靶器官受损情况。

【常见护理诊断/问题】

1. 慢性疼痛:头痛　与血压升高有关。

2. 有受伤的危险　与高血压时眩晕、视物模糊或意识障碍、降压药引起低血压反应有关。

3. 焦虑　与血压不稳定或出现并发症有关。

4. 知识缺乏:缺乏高血压的相关治疗与保健知识。

5. 潜在并发症:心力衰竭、高血压危象、脑血管意外等。

【护理目标】

1. 老年病人能有效控制血压,头痛等症状缓解。

2. 老年病人学会自我防护知识,能够避免意外及身体伤害。

3. 老年病人能正确对待自己的疾病,消除或缓解焦虑。

4. 老年病人能描述高血压的预防、保健及用药知识,坚持合理饮食、运动治疗及坚持长期合理用药。

5. 老年病人的并发症得到有效防治。

【护理措施】

1. 一般护理　为老年人提供安全、安静、舒适、温暖的环境。改变体位时,动作要缓慢,以防直立性低血压而引起晕厥而发生意外。治疗护理应相对集中,尽量减少人员探视,避免病人出现劳累、精神紧张。提醒老年人注意休息,血压升高明显时要增加卧床休息时间,保证睡眠充足。适当活动,尽量选择有氧运动,以降压减肥,改善脏器功能。

2. 病情观察　老年人血压波动较大,应严密监测血压变化,同时注意有无靶器官损伤的征象。一旦发现血压急剧升高、剧烈头痛、呕吐、烦躁不安、视物模糊、意识障碍及肢体运动障碍,立即报告医生并配合处理。

3. 用药护理 药物治疗是老年高血压的主要治疗手段。老年人服用降压药物应从小剂量开始,逐渐增加剂量,防止血压骤降而产生心、脑、肾的供血不足。坚持长期用药,突然停药、过度劳累及情绪激动等情况下,可能出现高血压危象、高血压脑病等急症,而威胁病人生命。当出现副作用时应及时报告医生,调整用药。在应用降压药物过程中,注意防范直立性低血压。老年高血压病人选择药物治疗应遵循以下原则:根据高血压的严重程度、合并症的临床类型及心血管危险因素的种类选择药物等。

4. 心理护理 老年高血压病人要保持心情舒畅和心态平衡。避免情绪激动、过度紧张和焦虑。及时有效进行心理疏导,帮助其树立战胜疾病的信心。

5. 健康教育 ①向病人和家属宣传高血压的防治知识,强调长期治疗的重要性。②指导病人调整饮食,坚持适当运动、减肥,戒烟限酒,防止便秘。③合理安排工作和休息,避免过度劳累和剧烈运动,生活规律,保证充足的睡眠。④遵循医嘱,坚持规范化治疗。⑤告知病人药物的名称、剂量、用法与副作用,强调规律用药的重要性。教会病人和家属正确测量血压的方法,按时测量血压并记录,监测血压的变化,定期门诊复查,血压升高或病情变化时及时就医。

【护理评价】
1. 老年病人是否能有效控制血压,头痛等症状是否缓解。
2. 老年病人是否学会自我防护知识,能够避免意外及身体伤害。
3. 老年病人是否能正确对待自己的疾病,消除或缓解焦虑。
4. 老年病人是否能描述高血压的防治知识。
5. 老年病人的并发症是否得到有效防治。

五、老年冠心病病人的护理

 工作情景与任务

导入情景:

　　王爷爷,61 岁。退休闲居在家,没什么业余爱好,有烟酒嗜好,社交活动较少。退休半年后,经常无缘由地感到胸闷不适,常伴有心悸气短,白天晚上均有发作,去医院检查心电图,确诊为冠心病,自此病人精神紧张,反复要求住院治疗,刚刚出院不久,又再次要求住院,且经常性失眠、焦虑、心烦,家属也变得高度紧张不安。

工作任务:
1. 请全面评估王爷爷的健康状况。
2. 针对评估的情况,为王爷爷制订护理计划。

　　冠状动脉粥样硬化性心脏病(coronary atherosclerotic heart disease) 简称冠心病,是指冠状动脉粥样硬化使血管腔狭窄或阻塞,和(或)因冠状动脉功能性改变(痉挛)导致心肌缺血缺氧或坏死而引起的临床综合征。其患病率随年龄的增加而增多,除了年龄因素,老年冠心病的发生与高血压、糖尿病等因素有关,老年女性冠心病的增多还与雌激素水平下降有关。

　　1979 年 WHO 将冠心病分为 5 型,其中心绞痛是最常见的类型,而老年急性心肌梗死

(AMI)的发病率也较一般成人高,且高龄 AMI 的病死率较高。

老年冠心病病人的临床特点表现为:①病史长,病变多累及多支血管,常有陈旧性心肌梗死,且可伴有不同程度的心功能不全。②可表现为慢性稳定型心绞痛,也可以急性冠脉综合征(包括不稳定型心绞痛和 AMI)为首发症状。③常伴有高血压、糖尿病、阻塞性肺气肿等慢性疾病。④多存在器官功能退行性病变,如心脏瓣膜退行性变、心功能减退等。由于上述原因,老年冠心病病人发生急性冠脉综合征的危险性相对较大。以下重点介绍老年心绞痛和老年急性心肌梗死的护理。

【护理评估】

1. 健康史 询问有无劳累、激动、饱餐、受寒等;有无烟酒嗜好,缺乏体育锻炼、社交活动等危险因素;有无高血压、糖尿病、高脂血症等病史。

2. 身体状况

(1)老年心绞痛:疼痛诱因、部位、性质等多不典型。类型以不稳定型心绞痛居多。

(2)老年急性心肌梗死的特点:①老年 AMI 的胸痛表现不典型,尤其是伴有糖尿病的高龄老年人可无胸痛。②并发症多:老年 AMI 病人各种并发症的发生率明显高于中青年。③其他特点:老年 AMI 病人非 Q 波性心肌梗死(NQMI)较多,再梗死及梗死后心绞痛发生率高,且易发生心肌梗死扩展。

3. 心理-社会状况 病人易产生孤独、自卑心理,对家庭、社会的期望值较高,更易产生失落感,病情的反复发作,会使病人产生焦虑、恐惧和抑郁的心理反应。

4. 辅助检查

(1)心电图检查:老年 AMI 病人的心电图可仅有 ST-T 改变,而无病理性 Q 波。

(2)血清心肌坏死标记物及心肌酶测定:肌红蛋白在 AMI 后出现最早,但特异性不高,肌钙蛋白 I(cTnI)及肌钙蛋白 T(cTnT)比较延迟出现,但特异性高。老年 AMI 病人的心肌酶可显示出不同于中青年的特点:肌酸激酶同工酶(CK-MB)、天门冬酸氨基转移酶(AST)及乳酸脱氢酶(LDH)峰值延迟出现,CK 和 AST 峰值持续时间长,CK 峰值低。

【常见护理诊断/问题】

1. 急性疼痛 与心肌缺血、缺氧或坏死有关。

2. 活动无耐力 与心肌梗死心排血量减少引起全身氧供需失调有关。

3. 恐惧 与胸痛产生的濒死感、担心预后有关。

4. 知识缺乏:缺乏控制诱发因素及预防性用药的相关知识。

5. 潜在并发症:心律失常、心源性休克、心力衰竭。

【护理目标】

1. 老年病人胸痛缓解或消失。

2. 老年病人生活自理能力改善,生活质量提高。

3. 老年病人情绪稳定。

4. 老年病人了解疾病的有关知识,主动避免诱发因素,积极配合治疗。

5. 老年病人的并发症得到有效防治。

【护理措施】

1. 老年心绞痛病人的护理

(1)发作期护理:老年人心绞痛频繁发作时要卧床休息。严密观察胸痛的特点及伴随症状,随时监测生命体征、心电图的变化,注意有无急性心肌梗死的可能。注意观察发作的诱因与表现,记录服药后缓解的时间。疼痛发作时嘱病人立即停止活动,坐下或半卧位休息,立即舌下含服硝酸甘油或硝酸异山梨酯片,缓解疼痛。稳定病人情绪,指导病人放松,缓解焦虑和恐惧。同时注意观察用药反应,必要时吸氧。

(2)缓解期护理:①遵医嘱用药:硝酸酯制剂、β受体阻断药、钙通道阻滞药、阿司匹林等。②合理饮食:选择低脂、低胆固醇,富含蛋白质、维生素C的食物,避免食用过多的动物性脂肪和高胆固醇食物,严禁暴饮暴食,戒烟酒。③生活规律:保持乐观、愉快情绪,避免过劳和情绪激动;劳逸结合,适当运动,如散步、慢跑、游泳、太极拳等有氧运动,有助于促进侧支循环的建立;保证充足睡眠。

(3)用药护理:针对老年人的特点,口服硝酸甘油前应先用水湿润口腔,再将药物嚼碎置于舌下,使药物快速溶化生效。也可选用硝酸甘油喷雾剂,首次使用硝酸甘油时宜平卧,因老年人易出现减压反射导致血容量降低。伴有慢性阻塞性肺疾病、心衰或心脏传导病变的老年人对β受体阻断药很敏感,故应逐渐减量、停药。钙通道阻滞药可引起老年人低血压,应从小剂量开始使用。使用阿司匹林或肝素等药物时,注意观察有无出血。

(4)健康教育:指导病人了解心绞痛发作规律,去除各种诱因;有心绞痛发作史的老年人应随身携带并学会使用保健药盒(内有硝酸甘油、亚硝酸异戊酯、硝苯地平、地西泮)。说明不良情绪对疾病的影响,强调健康饮食、戒烟限酒的重要性。

2. 老年急性心肌梗死病人的护理

(1)监护:安置病人于冠心病监护病房(CCU),连续监测心电图、血压、呼吸5～7天,及时发现各种心律失常,同时注意有无尿量、意识等改变。

(2)休息:病室保持安静、舒适,限制探视,保证病人充足的休息和睡眠时间。第1～3天绝对卧床休息,一切日常生活均由他人协助进行。病情稳定后逐渐增加活动量可促进心脏侧支循环的建立和心功能的恢复。无并发症者发病后2～3天协助翻身,活动肢体,以防止发生坠积性肺炎、便秘与深静脉血栓形成。

(3)饮食护理:给予清淡,低钠、低脂、低胆固醇,富含维生素、纤维素,易消化的饮食,以少量多餐为宜,不宜过饱。

(4)预防便秘:保持大便通畅,避免用力排便,清晨空腹饮水一杯或起床前顺时针腹部按摩,同时做提肛运动10～20次。

(5)特殊护理:对老年AMI病人,应特别重视以下护理内容:①溶栓治疗及护理:脑出血是老年人溶栓治疗时最危险的并发症,对接受急性溶栓治疗的老年人,应密切观察有无头痛、意识改变及肢体活动障碍,注意血压及心率的变化,及时发现脑出血的征象。②急诊介入治疗护理:老年AMI病人介入治疗的并发症相对较多,应密切观察有无再发心前区痛,心电图有无变化,及时判断有无新的心肌缺血发生。③药物治疗及护理:血管紧张素转换酶抑制剂(ACEI)可有干咳、头晕、乏力、肾功能损害等副作用,故老年AMI病人应使用短作用制剂,从小剂量开始,几天内逐渐加至耐受剂量,且用药过程中要严密监测血压、血清钾浓度和肾功能。

(6)心理护理:急性期注意安慰病人,消除紧张、恐惧心理。耐心回答病人提出的问题,帮助其树立战胜疾病的信心。操作前应简要地将操作过程和不适感告知病人,以利其配合。指导病人放松技术,分散注意力,必要时遵医嘱给予镇静剂。进行各项抢救操作时沉着、冷静、正确、熟练,给病人以安全感。

【护理评价】

1. 老年病人疼痛是否缓解或消失。

2. 老年病人生活自理能力是否改善。

3. 老年病人情绪是否稳定。

4. 老年病人是否了解疾病的有关知识,主动避免诱发因素,积极配合治疗。

5. 老年病人的并发症是否得到有效防治。

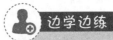

边学边练

实践7 老年冠心病病人的健康教育

六、老年慢性阻塞性肺疾病病人的护理

 工作情景与任务

导入情景:

吴爷爷,72 岁。家庭经济条件较差,吸烟史 30 年,患慢性支气管炎 20 余年。近 5 年活动后气喘加重,每遇冬季咳嗽、咳痰、气喘加重,且伴双下肢水肿,常需住院进行治疗,每次住院费约需 5000 元人民币,常常因付不起医药费,而不得不中止住院治疗。

工作任务:

1. 全面评估吴爷爷的健康状况。

2. 指导吴爷爷进行有效的家庭治疗与护理。

慢性阻塞性肺疾病(chronic obstructive pulmonary disease,COPD)是指具有气流受限特征的肺部疾病,气流受限不完全可逆,呈进行性发展。与慢性支气管炎和肺气肿密切相关。COPD 是老年常见病,随年龄增高而增多。慢性阻塞性肺疾病病因较复杂,是由多种因素相互作用使呼吸道防御功能减弱,支气管平滑肌收缩和分泌增加。因呼吸道黏膜的血液循环障碍和分泌物排出困难,容易继发感染,从而促进气道慢性炎症的形成。反复发病可使气道狭窄或阻塞,最终导致肺气肿及肺源性心脏病。

【护理评估】

1. 健康史 重点询问是否有慢性支气管炎、支气管哮喘、支气管扩张、肺气肿病史;是否有吸烟、感染、理化因素、气候和过敏因素等致病因素;有无反复发作史;持续时间等。

2. 身体状况 除具有一般 COPD 的常见表现以外,老年 COPD 病人还具有以下特点。

(1)主要表现为呼吸困难:老年人随着气道阻力的增加,呼吸功能发展为失代偿,轻度活动甚至静态时即有胸闷、喘息发作。

(2)机体反应差,症状、体征不典型:如急性发作期体温不升,白细胞不增高,咳嗽、喘息不明显等,体格检查表现为一般状况差,精神萎靡、发绀、呼吸音低或肺内干、湿啰音等。

(3)反复感染,并发症多:老年人气道防御功能减退,易反复并发感染,且肺心病、休克、电解质紊乱、呼吸性酸中毒、肺性脑病、DIC 等并发症的发生率增高。

3. 心理-社会状况 由于 COPD 病程长,反复发作,治疗效果不佳,且呈逐年加重趋势,病人可出现焦虑、抑郁等表现,社交活动减少。

4. 辅助检查 血液常规检查、血气分析、痰液检查及 X 线检查等,便于分析、判断病情变化。

 临床应用

慢性阻塞性肺疾病临床严重程度的肺功能分级

Ⅰ级(轻度 COPD):其特征为轻度气流受限($FEV_1/FVC < 70\%$ 但 $FEV_1 \geq 80\%$ 预计值),通常可伴有或不伴有咳嗽、咳痰。此时病人本人可能还没认识到自己的肺功能是异常的。

Ⅱ级(中度 COPD):其特征为气流受限进一步恶化($50\% \leq FEV_1 < 80\%$ 预计值)并有症状进展和气短,运动后气短更为明显。此时,由于呼吸困难或疾病的加重,病人常去医院就诊。

Ⅲ级(重度 COPD):其特征为气流受限进一步恶化($30\% \leq FEV_1 < 50\%$ 预计值),气短加剧,并且反复出现急性加重,影响病人的生活质量。

Ⅳ级(极重度 COPD):为严重的气流受限($FEV_1 < 30\%$ 预计值)或者合并有慢性呼吸衰竭。此时,病人的生活质量明显下降,如果出现急性加重则可能有生命危险。

【常见护理诊断/问题】

1. 气体交换受损 与呼吸道阻塞及肺组织弹性降低,通气功能和换气功能障碍有关。

2. 清理呼吸道无效 与呼吸道炎症、阻塞,痰液过多而黏稠有关。

3. 营养失调:低于机体需要量 与呼吸困难、疲乏等引起的食欲减退、能量消耗增加有关。

4. 活动无耐力 与呼吸困难、心肺功能下降有关。

5. 潜在并发症:自发性气胸、肺源性心脏病、肺性脑病等。

【护理措施】

1. 一般护理 ①提供安静环境,避免光线刺激,取舒适的体位。②根据病情制订运动计划,如散步、打太极拳等。对病情较重者,鼓励病人在床边活动,并做好安全防护工作。

2. 饮食护理 根据病人病情、饮食习惯及经济状况等,给予高热量、高蛋白、高维生素的饮食,补充适量的水分。

3. 保持呼吸道通畅 ①密切观察病情,观察咳嗽、咳痰的情况及诱发因素,准确记录痰量和性质。②指导病人有效咳嗽,协助病人翻身、拍背,酌情采用胸部叩击、体位引流、超声雾化、机械吸引等措施,保持气道通畅。鼓励病人多饮水,促使痰液稀释易于排出,畅通气道。

4. 氧疗 呼吸困难伴低氧血症者,给予氧疗。一般采用鼻导管持续低流量吸氧,其流量为 $1 \sim 2L/min$,维持 PaO_2 在 60mmHg 以上,既能改善组织缺氧,也可防止因缺氧状态解除而抑制呼吸中枢。

5. 用药护理 按医嘱正确及时给药,并注意心肺功能改善情况。注意观察药物疗效及不良反应,长期应用抗生素的病人,注意避免菌群失调的发生。指导老年人正确使用雾化吸入器。

6. 呼吸功能锻炼 指导病人进行腹式呼吸和缩唇呼吸,能有效加强膈肌运动,提高通气量,减少氧耗量,改善呼吸功能,减轻呼吸困难,增加活动耐力。

7. 心理护理 与病人共同制订和实施康复计划,使病人通过消除诱因、定期呼吸肌功能锻炼、合理用药等措施,缓解症状,增强病人战胜疾病的信心。

8. 健康教育 ①指导病人及家属了解本病的相关知识,正确对待疾病,树立治疗信心,积极配合康复治疗。②指导病人适当休息,避免过劳,与病人及家属共同制订休息和饮食计划。③改善环境卫生,消除烟雾、粉尘和刺激性气体的吸入。注意防寒保暖,预防感冒。④鼓励缓解期病人坚持耐寒锻炼,提高机体抵抗力。

(黄树强)

 思考题

1. 于奶奶,84 岁,退休干部,独居。身体健康,有冠心病病史,无高血压、糖尿病病史。双眼视物模糊 4 年多,曾经到医院检查,散瞳后使用检眼镜或裂隙灯显微镜检查,发现晶状体混浊,遵医嘱使用过"莎普爱思滴眼液"及口服明目的药物,视力状况尚可。最近视物模糊严重,伴有头晕、头痛,影响到日常生活,不能自己做饭、洗衣服,因此,于奶奶很焦虑,担心视力越来越差,生活不能自理。

问题:

(1)于奶奶目前主要的健康问题是什么?

(2)根据于奶奶的情况,应建议如何护理眼部?

2. 赵爷爷,70 岁。家人述说老年人近半年说话习惯明显改变,说话声音大,经常打岔或要求对方重复;赵爷爷看电视时声音放得很大,自己却不自知。近日常觉耳边嗡嗡响,因而焦躁,爱发脾气,夜里难以入睡,外出时需要有人陪伴。今来医院就诊,检查:鼓膜完整,耳道内无异物,听力测试双耳 1m 内勉强听到声音。

问题:

(1)赵爷爷目前主要的健康问题有哪些?

(2)如何指导赵爷爷佩戴助听器?

3. 林大妈,76 岁,农民。年轻时一直干农活,有接触农药史;年轻时还有脑部外伤史。2 年前不明原因出现手颤,情绪激动时加重。各种活动明显减少,面部表情呆滞,不爱讲话,生活中一些小事如系鞋带、扣扣子很难完成,未经治疗。近半年来林大妈症状加重,同侧下肢活动障碍,步行困难,易跌倒。进食时吞咽困难,语言交流障碍,生活不能自理。

问题:

(1)根据林大妈的身体情况需要进行哪些检查?

(2)如何为林大妈制订切实可行的护理计划?

4. 田大伯,67 岁,退休 5 年余。患高血压病 10 余年,血压波动在 170/90 ~ 200/100mmHg 之间,偶有头晕及心悸,无其他不适。嗜好烟酒。未曾服用药物治疗。

问题:

(1)根据田大伯的身体情况,需要进行哪些辅助检查?

(2)田大伯目前应如何改变生活方式?

(3)请告知田大伯目前为什么要服用药物治疗? 服药期间应该注意什么问题?

5. 钱伯伯,70岁,农民,小学文化。10年前发现糖尿病,断续服用降糖药物治疗,血糖控制情况不详,近期尿频、尿急,烦渴加重。

（1）请根据钱伯伯的身体情况,指导其进行病情观察。

（2）目前钱伯伯居住在城市郊区,就医比较困难,用什么方式对其进行健康指导？

（3）钱伯伯目前仍要服用降糖药物治疗,应采取什么方法预防低血糖的发生？

6. 于奶奶,70岁,退休20余年。1年前因意外摔倒致一侧股骨头骨折,儿女均比较孝顺,经常买各种保健品,以减缓骨质疏松,防止再次骨折。

问题：

（1）根据于奶奶的身体情况,应对其家属进行哪些健康指导？

（2）老年女性预防骨质疏松,可采取哪些有效措施？

第八章　老年人的临终关怀与护理

学习目标

1. 具有尊重、关怀、同情临终老年人的意识和良好的护理职业道德。
2. 掌握临终关怀护士的职责；死亡教育的实施；对丧亲者的心理支持与护理。
3. 熟悉老年人对待死亡的心理类型；临终老年人生理、心理变化的护理；多元文化背景下的临终护理。
4. 了解老年人临终关怀的现状及影响因素；临终关怀的意义和组织形式。
5. 学会对丧偶老年人的心理支持与护理。

第一节　概　　述

临终关怀(hospice care)又称临终照顾。临终关怀一词最早起源于中世纪，当时是用来作为朝圣者或旅行者中途休息补充体力的驿站,后来被引申为一整套有组织的医疗方案,以帮助那些处于人生旅途最后一站的人。

老年人临终关怀在医学上的范畴是对无望救治的老年人的临终照顾,为临终老年人及其家属提供全面的医护照顾。它不完全以延长老年人生存时间为目的,而是以提高老年人临终的生存质量为宗旨,对老年人采取生活照顾、心理疏导、姑息治疗,以缓解临终老年人的极端病痛,维护临终老年人的尊严,使其得以舒适、安宁地度过人生的最后旅程。

历史长廊

圣克里斯多弗临终关怀院

曾经健壮鲜活、美丽年轻的生命,如今身处死亡的边缘,谁来倾听他们最后的绝唱？

1967 年 7 月,英国女医生西塞莉·桑德斯博士在英国伦敦创建了世界上第一所现代临终关怀医院——圣克里斯多弗临终关怀院,被誉为"点燃了世界临终关怀运动的灯塔"。它富有创造性地提出了向临终病人及其家属实施全面照护的模式,因而被国际临终关怀学术界誉为现代临终关怀机构的典范。

一、我国老年人临终关怀的现状及影响因素

(一)我国老年人临终关怀的现状

我国自 20 世纪 80 年代以来,相继创办了临终关怀服务机构,开展了临终关怀临床实践

与研究。自 1987 年 7 月在天津医学院创办临终关怀研究中心之后,中国心理卫生协会临终关怀专业委员会和临终关怀基金会也相继成立。早在 1991 年 9 月,卫生部将临终关怀列入了卫生事业发展规划,促使其健康发展。北京松堂关怀院、上海南汇护理院等不同类型的临终关怀机构先后建立。2001 年起,香港李嘉诚基金会每年捐资 2500 万元,在全国 15 个省市设立了 20 所临终关怀的服务机构——宁养医院,进一步推动了我国临终关怀事业的发展。2006 年 4 月成立了"中国关怀生命协会",标志着我国的临终关怀事业进入了一个新的发展时期,临终关怀有了一个全国性行业管理的社会团体。

2012 年,上海市把临终关怀作为市政府的实事工程,选择 18 家社区医院作为试点单位,共设立 226 张机构舒缓疗护床位,采取"五位一体",即政府主导、部门推进、医护实施、社会介入、义工参与的方式,取得了很好的效果。2014 年,试点扩展至 61 家医院、1000 张床位,争取 3 年内实现临终关怀全覆盖。

(二)影响我国老年人临终关怀的主要因素

我国临终关怀事业起步较晚,却发展迅速,特别是在近 20 年中取得了长足的进步,但是发展很不平衡。特别是在中小城市及边远山区,老年临终关怀机构较少。当前影响我国老年临终关怀的主要因素有以下方面。

1. 何谓"临终"阶段难以确定 临床病人的病情变化大多数情况下是缓慢发展的,尤其是老年人。老年人的病情变化不仅缓慢而且经常反复,很难确定何时为"临终",加之老年人及家属心存奇迹出现的希望,始终不愿舍弃无望的治疗。

2. 医务人员对临终关怀知识缺乏 目前我国临终关怀的最主要形式是综合医院内附设的临终关怀机构。但由于缺乏相应的培训,大多数医务人员对临终关怀的概念并不熟悉,对临终病人仍采取以治疗为主的服务方式,也未全面开展对临终病人家属提供服务。整个医疗保健系统对临终关怀还没有形成一个统一的积极的伦理大环境。

3. 服务机构和资金来源不足 我国是发展中国家,经济水平制约着临终关怀事业的发展。

(1)目前临终关怀机构还不属于慈善范围,政府没有专门的资金,绝大多数临终关怀机构没有纳入国家医疗保障体系当中。

(2)临终关怀机构主要靠医疗收入来维持,医院为维持运转需要向病人收取相应的费用,这无疑使部分低收入老年临终病人无法享受到临终关怀,极大地影响了临终关怀事业的发展。

4. 传统观念的束缚 由于临终关怀教育尚未普及,一方面由于长期受传统的死亡观、伦理观的影响,人们对于死亡采取否定、回避的负面态度,甚至有人误将临终关怀理解为"安乐死"。迄今为止,对临终关怀、死亡教育还未面向全社会普遍开展。

二、老年人临终关怀的意义和组织形式

(一)老年人临终关怀的意义

我国步入老龄化社会后,家庭规模逐渐缩小、功能逐渐弱化,老年人的照顾尤其是临终关怀问题就凸显了出来。随着人口老龄化的发展,社会对临终关怀的需求也越来越强烈。发展老年人临终关怀事业,具有重要的意义。

1. 缓解人口老龄化带来的社会压力 由于时间和精力等多方面的限制,在家人进入临终期时,亲人不能投入百分百的精力去照顾他们。这不但给子女本身带来了极大的压力,也

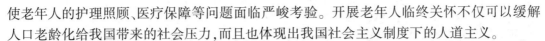

使老年人的护理照顾、医疗保障等问题面临严峻考验。开展老年人临终关怀不仅可以缓解人口老龄化给我国带来的社会压力,而且也体现出我国社会主义制度下的人道主义。

2. 提高生存质量 临终关怀为临终老年人及家属提供心理上的关怀与安慰;帮助临终者减少和解除躯体上的痛苦,缓解心理上的恐惧;维护尊严,提高生命质量;使逝者平静、安宁、舒适抵达人生的终点。

3. 安抚家属子女,解决老年人照顾困难的问题 临终关怀不仅能很好地满足老年人自身需要,同时也能安抚老年人家属和子女,为其解决家庭照顾中的困难。对于一些低收入的家庭来说,临终关怀既可以使老年人走得舒适、安详,又能使病人家属和子女摆脱沉重的医疗负担,让他们更好地投身到自己的事业中去,减少罪责感。

4. 优化医疗资源的利用 对于那些身患不治之症的临终老年人来说,接受临终关怀服务可以减少大量的甚至是巨额的医疗费用。特别是高龄老年人,器官功能几近衰竭,无意义的治疗不仅带来身心痛苦,而且造成国家医药资源的浪费。利用社会力量开设的临终关怀机构有效地解决了有些医院床位紧张、急危重病人住院难的问题。在院内附设临终关怀机构,即综合医院内的专科病房或病区,可以综合利用医院现有的医护人员和仪器设备,有效利用有限的医疗资源,使医疗资源利用达到最优化。

5. 树立正确死亡观 现阶段,临终关怀的工作内容还包括教育人们树立正确的死亡观。一方面无论是临终者、家属,还是医护人员都要坚持唯物主义,面对现实,承认死亡;另一方面,承认医治对某些濒死病人来说是无效的客观现实。这从实质上体现了对病人及大多数人真正的人道主义精神。

(二)老年人临终关怀的组织形式

我国老年人临终关怀组织形式主要有三种。

1. 临终关怀专门机构 具有医疗、护理设备,一定的娱乐设施,家庭化的危重病房设置等。提供适合临终关怀的陪伴制度,配备一定专业人员,提供临终老年病人服务,如上海南汇护理院、北京松堂关怀院、天津鹤童老年公寓等。

2. 综合性医院内附设的临终关怀病房或病区 利用医院内现有的物质资源,为临终老年病人提供医疗、护理及生活照顾,避免临终老年病人及家属产生被遗弃的不良感觉,这是目前最主要的形式。如中国医学科学院肿瘤医院的"温馨病房"、北京市朝阳门医院的老年临终关怀病区、天津医学院临终关怀研究中心附属的临终关怀病房等。

3. 家庭临终关怀病床(居家照顾) 是医护人员根据临终老年病人的病情,每日或每周数次探视,提供临终照顾。居家照顾,对老年病人来说,在生命的最后阶段仍能感受到家人的关心和体贴,减轻其生理上和心理上的痛苦;对家属来说,能对老年病人尽最后一份孝心。使逝者死而无憾,生者问心无愧。如2001年由香港李嘉诚基金会捐资建立的临终关怀服务机构——中南医院宁养院。

除此之外,还有癌症病人俱乐部。这是一个具有临终关怀性质的群众性自发组织,而不是医疗结构,其宗旨是促进癌症病人相互关怀、互相帮助,愉快地度过生命的最后历程。

三、临终关怀护士的职责

(一)全面的护理照料

临终病人是否能舒适地度过人生最后时光,很大程度上决定于基础护理的实施状况。所以护士应依据对临终病人的评估状况,对其饮食、口腔、排泄、皮肤、睡眠等进行全面的护理照料。为病人创造一个整洁、肃静、安全,具有温馨家庭气氛的休养环境。

（二）控制疼痛

疼痛会影响临终病人的睡眠、饮食,使病人产生精神上极大的痛苦以至产生绝望情绪,会使家属感到极度失望。因此,正确评估疼痛,积极控制疼痛或缓解疼痛,帮助病人从疼痛中解脱出来,比较舒适地度过有限的时间是护理人员刻不容缓的责任。

（三）心理支持

工作中,护士应细心观察临终病人的行为、表情、神态等非语言行为,鼓励病人与疾病作斗争,增强其生活的信心。允许临终病人表达悲伤,尽力安抚和帮助他们,允许家属陪伴。使病人了解死亡是人生中的客观规律,逐渐接受临终这一事实。

（四）临终关怀教育与指导

在临终关怀服务中护士是与临终者及家属接触最多的人,是直接面对死亡、处理死亡的人。在这个过程中,护理人员以自己对死亡的认识和技能影响、帮助临终者及其亲属,并将死亡教育渗透到护理工作的一言一行、一举一动之中,从而对临终者及其亲属产生教育的作用,获得教育的效果。

（五）参与临终关怀的研究

作为工作在第一线的护理人员,有责任不断积累经验进行学术研究,这将给众多临终病人及其亲属带来极大益处,并为发展有中国特色的临终关怀工作提供真实的第一手资料。

第二节 老年人的死亡教育

 工作情景与任务

导入情景:

张先生,退休干部,肺癌晚期。当得知自己的病情后极端害怕死亡,十分留恋人生,不惜一切代价四处求医,苦思冥想寻找起死回生的良药,大量购买、服用各种滋补、保健品。

工作任务:

1. 分析张先生对待死亡的心理类型。
2. 帮助张先生减轻或消除对死亡的恐惧。

死亡是生命运动发展过程的必然归宿。随着社会的发展和人们对生存质量的关注,越来越多的人愿意接受临终关怀这种完整照顾的特殊服务。而与临终关怀相伴而生的死亡教育也日渐引起社会的重视和关注。因此,加强死亡教育对推动临终关怀事业的发展具有重要意义。

一、老年人对待死亡的心理类型

老年人对待死亡的态度受到许多因素的影响,如文化程度、社会地位、宗教信仰、心理成熟程度、年龄、性格、身体状况、经济情况和身边重要人物的态度等。

（一）理智型

老年人当意识到死亡即将来临时,能从容地面对死亡,并在临终前安排好自己的工作、

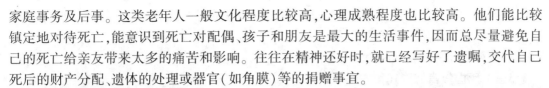

家庭事务及后事。这类老年人一般文化程度比较高,心理成熟程度也比较高。他们能比较镇定地对待死亡,能意识到死亡对配偶、孩子和朋友是最大的生活事件,因而总尽量避免自己的死亡给亲友带来太多的痛苦和影响。往往在精神还好时,就已经写好了遗嘱,交代自己死后的财产分配、遗体的处理或器官(如角膜)等的捐赠事宜。

(二)恐惧型

老年人极端害怕死亡,十分留恋人生。这类老年人一般都有较好的社会地位、经济条件和良好的家庭关系。他们指望着能在老年享受天伦之乐,看到儿女成家立业、兴旺发达。表现为过度关注自己机体的功能,如喜欢服用一些滋补、保健药品,不惜一切代价延长生命。

(三)积极应对型

老年人有强烈的生存意识,他们能从人的自然属性来认识死亡,但也能意识到意志对死亡的作用。因此,能用顽强的意志与病魔作斗争,如忍受着病痛的折磨和诊治带来的痛苦,寻找各种治疗方法以赢得生机。这类老年人大多属年轻的老年人,还有很强的斗志和毅力。

(四)无所谓型

有的老年人不理会死亡,对死亡持无所谓的态度。

(五)解脱型

此类老年人大多有着极大的生理、心理问题。可能是家境穷困、受子女虐待、身患绝症、病魔缠身,极度痛苦。他们对生活已毫无兴趣,觉得活着是一种痛苦,因而希望早些了结人生。

(六)接受型

这类老年人分为两种表现,一种是无可奈何地接受死亡的事实,如有些农村老年人一到60岁,子女就开始为其作后事准备,但也只能沉默,无可奈何地接受。另一种老年人把此事看得很正常,多数人有不同的宗教信仰。

二、老年人的死亡教育实施

通过进行死亡教育,以便使人们客观地面对死亡,有意识地提高人生之旅最后阶段的生命质量,以坦然无憾的心情告别人生。通过死亡教育使人们思索各种死亡问题,学习和探讨死亡的心理过程,以及死亡对人们心理的影响,掌握有关的死亡知识,为处理自我之死、亲人之死做好心理上的准备。

(一)死亡教育的对象

临终病人及家属是死亡教育的主要对象。通过死亡教育,可以降低病人和家属对死亡的恐惧,最终接受死亡现实,家属不会因病人去世而过度悲伤,能够平稳度过居丧期。向社会居民开展死亡教育,是提高全民死亡教育水平的基础。由于社区居民社会阶层、社会背景、教育背景、经济状况的差异性,使得死亡教育复杂性增加,难度加大,根据不同社区、不同人群开展不同形式的死亡教育,是提高全社会死亡教育水平的关键。

(二)死亡教育的内容

死亡教育涉及内容相当广泛,包括哲学、伦理学、社会学、人类学、教育学、医学、护理学、生物学、经济学、法律学、心理学及文学艺术等。

1. 死亡的本质及意义。

2. 对待死亡及濒死的态度。

3. 与死亡有关的伦理、道德、宗教、法律的相关知识。

4. 对死亡及濒死的处理及调适。

5. 与死亡相关的特殊问题。

（三）死亡教育的形式和方法

死亡教育应该与生命教育有机结合，并且注重认知、情感、技能等各方面目标的实现。民间社会组织开展死亡教育活动，是死亡教育的有效方式。

1. 形式　可根据不同情况采取：①文字材料；②个人指导；③广播、电视、报纸、杂志；④讲座；⑤社团活动等。

2. 方法　可根据具体阶段的不同因人选择：①随机教育法；②观摩与讨论；③阅读指导法；④模拟想象法；⑤社区实践法。

第三节　老年人的临终护理

 工作情景与任务

导入情景：

姜女士，66 岁。肺癌骨转移第二次入院，疗效不佳，呼吸困难显著，疼痛剧烈，病人感到痛苦、悲哀，对家属的照顾不满意，脾气暴躁，抱怨病区护士服务不周，并试图自杀。

工作任务：

1. 正确评估姜女士的健康问题。

2. 缓解姜女士的呼吸困难、疼痛症状，以减轻其痛苦。

3. 预防姜女士自杀，并消除其自杀的念头。

一、临终老年人心理变化的护理

人的生命最后阶段也应该是庄严、无憾的，疾病的痛苦往往给临终老年人的心里蒙上恐惧的阴影，这就需要做好临终老年人的心理护理。通过心理安慰，使临终老年人心理上的创伤得到充分的修复，轻松告别人世，享受人生最后一刻的温暖，这也是老年临终关怀的重要内容。

（一）临终老年人的心理特点

老年人临终前的心理反应取决于他的人格特点、信仰、教育及有关传统观念，也同他在病中所体验到的痛苦与不适程度、医护人员和家人对其关心程度以及以前的生活状况、生活满意程度等有密切关系。美国学者库布勒·罗斯博士曾经和数百位临终前期病人谈过话，罗斯通过观察提出临终病人或临终老年人大多要经历否认、愤怒、协议、忧郁、接受等复杂的心理变化过程。

1. 否认期　在临床观察中发现，老年临终病人的否认期比较短，往往表现得不明显。

2. 愤怒期　当老化进展迅速或病情逐渐恶化，否认心理难以维持。老年病人常常表现出气愤与激怒、绝望，愤世不公，甚至将愤怒的情绪向家属、亲友、医护人员等接近他的人发泄，或对医院的制度、治疗百般挑剔。

3. 协议期 当生命垂危,反而出现了求生欲望,愿意努力配合治疗,以换取生命的延续。

4. 忧郁期 默认生命已为时不久,任何努力都无济于事,表现出明显的忧郁和深深的悲哀,情绪低落,甚至有轻生的念头。想见到亲人、朋友,交代后事,喜欢由自己喜爱的人陪伴照顾。

5. 接受期 濒临死亡前夕,似从极度疲劳中挣脱出来,表情坦然,心理平静,对外界反应淡漠,有的呈嗜睡状态,静等死亡的到来。

除了以上各期的心理体验外,有些老年临终病人还具有较为独特的心理特征:①心理障碍加重:如暴躁、孤僻、抑郁、意志薄弱、依赖性增强、自我调节和控制能力差等。②思虑后事:如留恋配偶、子女儿孙;大多数老年人倾向于独自思考死亡问题,比较关心死后的遗体处理;还会考虑家庭事务安排,财产分配;担心配偶的生活,子女儿孙的工作、学业等。

(二)临终老年人的心理护理

心理护理是临终老年人护理的重点。要使临终老年人处于舒适、安宁的状态,必须充分理解老年人和表达对老年人的关爱。通过护理评估,针对老年人的心理特征给予对症施护。

1. 否认期 护理人员应与老年人坦诚沟通,不要轻易揭露老年人的心理防御机制。应根据老年人对其病情的认知程度,维持老年人的适当希望,并经常陪伴老年人,使其安心并感受到护理人员的关怀。

2. 愤怒期 护理人员应理解老年人的愤怒是发自内心的恐惧与绝望,不宜回避,要尽量让老年人表达其愤怒,以宣泄内心的不快,充分理解老年人的痛苦,加以安抚和疏导,并注重保护其自尊心。

3. 协议期 此期老年人希望通过配合治疗试图延长生命,对老年人是有利的。护理人员应主动关心老年人,鼓励老年人说出内心的感受,尊重老年人的信仰,尽可能满足老年人提出的各种合理要求,实现老年人的愿望,使老年人更好地配合治疗,以减轻痛苦,控制症状。

4. 忧郁期 护理人员应给予更多的关心和照顾,对老年人的微小愿望都应予以重视,创造条件帮助其实现。鼓励老年人的亲朋好友、单位同事等社会成员多来探视老年人,不要将他们隔离开来,减少孤独和悲哀。护理人员要加强安全保护,防止老年人的自杀倾向。

5. 接受期 护理人员应提供安静、舒适的环境,不要过多打扰老年人,尊重其选择,让其家人陪伴老年人,参与临终护理。

(三)配合心理护理的其他护理技巧

在给予老年人心理支持和精神慰藉的护理过程中可以采取以下护理技巧,使老年人消除恐惧,增加对护理人员的信任,解除心理压力。

1. 耐心倾听和诚恳交谈 认真、仔细倾听老年人诉说,使其感到支持和理解。对虚弱而无力进行语言交流的老年人可通过表情、眼神、手势,表达理解和爱,并以熟练的护理技术操作取得老年人的信赖和配合。

2. 触摸 适度触摸是大部分临终老年病人愿意接受的一种方法。护理人员在护理过程中,针对不同情况,可以轻轻抚摸临终老年人的手、胳膊、额头、胸腹背部,抚摸时动作要轻柔,手部的温度要适宜。通过对老年人的触摸能获得他们的信赖,减轻其孤独和恐惧感,使他们有安全感和亲切温暖感。

3. 适时有度地宣传优死的意义 对临终病人进行死亡教育很有必要。很多病人死亡前比较痛苦,尽管这样的痛苦是可以避免的,但病人家属不愿意承认事实。护理人员应与病人及其家属坦然地讨论生命和死亡的意义,教育人们改变旧观念,树立正确的生死观,承认死亡是生命的过程,当医学治疗不能拯救生命的时候,怎样减轻临终者的痛苦和恐惧才是最重要的。

临终老年人的心理变化各个过程无明显界限,但各个过程都包含了"求生"的希望。他们真正需要的是脱离痛苦和恐惧,以及精神上的舒适和放松。因此,及时了解临终老年病人的心理状态,满足临终老年病人的身心需要,使老年人在安静、舒适的环境中以平静的心情告别人生,这是临终老年人心理护理的关键。

二、临终老年人生理变化的护理

老年人临终前的情况不尽相同,有的是突然死亡,有的是逐渐衰竭直至死亡,后者可能有较长时间在生和死的边缘挣扎。大多数的老年人临终前会出现意识障碍、呼吸困难、疼痛、呕血、便血等常见症状,对其生命威胁较大,应给予重点护理。

1. 意识障碍的护理 当老年人出现意识模糊时,一方面要及时密切观察、评估,找出可能的原因,另一方面对躁动不安的老年人要保证其安全,必要时可使用保护用具,如床档、约束带等安全设施。同时,积极配合医生给予对症处理。

2. 呼吸困难的护理 呼吸困难是临终老年病人的常见症状之一。主要是因呼吸衰竭、清除分泌物能力丧失使痰液堵塞呼吸道所致。

(1)病情允许时可适当取半卧位或抬高头与肩,以改善呼吸。

(2)护理人员应及时吸出痰液和口腔分泌液。对有咳嗽能力的老年临终病人应指导其进行有效的咳嗽,以利排痰。床旁备好吸引器,以备随时吸痰。

(3)若病人出现痰鸣音即所谓的"濒死喉声",可使用雾化吸入,促使分泌物变稀,易于咳出。

(4)当呼吸表浅、急促、困难或有潮式呼吸时,立即给予吸氧。

(5)对张口呼吸者,用湿巾或棉签湿润口腔,或用护唇膏湿润嘴唇,病人睡眠时用湿纱布遮盖口部。

3. 疼痛的护理

(1)药物疗法:可通过口服、皮肤贴片、舌下含服、静脉或肌内注射等途径给予止痛药,以减轻临终老年人的痛苦。

(2)音乐疗法:音乐能使人身体放松,疼痛缓解,心情得以平静,促进与周围人的交流,使身心感到愉快。

(3)心理疗法:根据病人心理特点和心情、情绪变化,辅以暗示疗法,减轻病人精神心理压力。如果疼痛难以控制,没有食欲,不要勉强病人进食,以免增加病人的负担与痛苦。

(4)其他方法缓解疼痛,如松弛术、催眠术、针灸疗法、神经外科手术疗法等。如意念止痛法:可以通过集中想象,帮助病人从疼痛中解脱出来,增强其自控能力。

临床应用

癌症疼痛治疗的五个基本原则

1. 按阶梯给药 准确评估疼痛程度是癌痛治疗的首要步骤。
2. 按时给药 即按时镇痛,是保证疼痛连续缓解的关键。
3. 口服给药 使用缓释剂极少产生心理或生理依赖。
4. 剂量个体化 能使疼痛得到缓解的剂量就是正确的剂量。
5. 注意具体细节 止痛药的副作用、疼痛之外的不舒适等。

护理人员要密切观察临终老年人的病情变化,加强巡视,做好预后的估测及抢救的准备,同时,应适时、适度做好家属的思想工作,以便家人有心理和物质准备,安排善后事宜。除以上常见的对临终老年人生命威胁较大的症状外,还有其他一些临终老年人因生理、病理变化而出现的症状,如听力与视力障碍、大小便失禁、便秘、营养缺乏、压疮等均应给予恰当的护理。

三、多元文化背景下的临终护理

(一)临终关怀服务环境中文化的多层次性

1. 病人及其家庭带来的文化。
2. 临终病人自己创造的文化,如在临终关怀院中同一病室的病友。
3. 医护人员自己的文化。
4. 医疗机构自己的文化。
5. 医学文化,如中国的医学除西医和传统的中医外,还有藏族、蒙古族、维吾尔族等少数民族的民族医学。这种文化多层次性要求从事临床关怀的专业人员要充分意识到各种文化差异,要有文化的敏锐性和理论知识,才能为服务对象提供与其文化一致的照顾。

(二)临终关怀服务对象文化的多样性

中国是一个有56个民族的多民族国家,不同民族具有各不相同的文化背景,其宗教信仰、风俗习惯等文化特征也各不相同。随着我国经济发展和对外开放,流动人口增多。这些流动着的人口具有各自鲜明的民族、地域文化特点。同时,外籍人员来华的数量也越来越多,使临终关怀的服务对象有着文化背景、教育程度、个人经历、宗教信仰、语言交流、生活习俗等方面多样性和特殊性,往往导致护患双方在健康与生命、尊重与亵渎、热情与冒犯等观念上的差异。

(三)跨文化护理理论对临终关怀实践的指导

跨文化护理理论要求护士要充分认识和尊重不同文化背景人群的护理要求、对濒死和死亡的态度、信仰及行为方式,理解他们在一定文化背景下产生的行为。将各种文化渗透在护理过程中,体现临终关怀以全方位照顾的内涵和提高生命质量的实质。

1. 接纳不同的价值观和宗教信仰 护士作为社会人,本身也有自己的信仰和价值观,如果护士不仔细了解和评估服务对象的传统习俗、宗教信仰、价值体系,不熟悉不同文化现象和行为,在提供临终关怀服务时很难理解另一种文化背景下服务对象的需求和行为,很难做到不用自己的价值观来判断病人,其结果会导致将自己文化背景中的现象强加于另一种文化背景下的服务对象,造成"文化强加"或"文化震惊"等。

2. 注意不同文化对死亡态度的差异 中国传统文化中的死亡观与儒家、道家、佛家思想的长期历史沉淀有关。西方国家医生可以直言不讳地和病人讨论不治之症和生命时间的长短,而在中国文化环境中,与病人及家属谈及不治之症和死亡时,要有文化敏感性,要了解其传统文化特征,运用适当的沟通交流技巧,循序渐进,让病人逐渐接受死亡,帮助临终病人获取面对死亡的意志力。

3. 注意不同文化对悲伤表达的差异 对临终病人家属悲伤的心理支持和辅导是临终关怀服务的重要范畴,也是临终关怀护士的职责。丧亲者如不能经历一个正常的、健康的悲伤反应过程,身心会受到不同程度的影响而导致疾病。不同年龄、性别、文化、信仰的人,失去亲人都会经历悲伤反应,但表现方式各不相同。如在犹太教文化中,会鼓励丧亲者公开表达悲伤,而在澳洲本土文化中,丧亲者对悲伤表现出强烈的反应如痛苦、尖叫等,则被认为是应对能力不强。护士在对丧亲者进行心理支持和辅导时要认清不同文化下的表现和行为,用理解尊重的态度和适当的沟通交流技巧,允许用自己的方式表达悲伤情感。

4. 尊重生活习惯的差异 尊重病人民族忌讳和民族风俗,如日本人忌讳"4",欧美人忌讳"13",因此在安排病房、床位时应尽量避免。了解饮食禁忌,尊重病人饮食习惯,如犹太教、伊斯兰教不吃猪肉,印度教不吃牛肉,佛教徒常常为素食者等。

临终关怀是人类社会文明发展的一个重要标志,同时也是社会发展的需要。护士只有具备多元文化知识,具有多元文化敏锐性,才能适应在多元文化环境下的临终护理工作,为临终病人提供文化一致且更人性化的护理,使临终病人的生命在最后阶段依然能耀眼夺目,光彩照人。

四、对丧亲者的心理支持与护理

亲人死亡对丧亲者,即死者家属(主要指失去父母、配偶、子女等直系亲属),是一个重大的生活事件,直接影响丧亲者的身心健康。

(一)丧亲者的心理反应

丧亲者的心理反应主要表现为悲伤。心理学家派克斯对此曾进行研究,认为人的悲伤可划分为麻木、渴望、颓丧和复原四个阶段。

1. 震惊与麻木阶段 这是失去亲人后的第一反应,无论死者的病程长短都会经历的过程。病程短或突发意外死亡,震惊与麻木过程更重,丧亲者可出现发呆症状几小时至几天不等,且无法发泄自己的悲伤。极个别的人因经受不住打击而自杀。

2. 渴望与思念阶段 震惊与麻木之后是内心的悲痛,意识到亲人确实死亡,痛苦、无助、气愤情绪伴随而来,哭泣是最主要的表现形式,并伴有强烈的思念之情。渴望亲人奇迹般地复原,表现为对亲人遗物的珍爱,对其音容笑貌的思念,有时仿佛看见亲人的身影,或听到他的声音,常常觉得亲人还在身边。

3. 颓丧阶段 随着时间的流逝,丧亲者能理智地承认既成的事实,但同时由于亲人逝去而带来常规生活的改变,伴随着无所适从的感觉,孤独、颓丧,对一切事物不感兴趣,对人产生淡漠、空虚的感觉。

4. 复原阶段 丧亲者将悲伤降低到了可以接受的程度,并开始积极地探索可以面对的世界。这时家属往往意识到只有放弃原有的状态,放弃不现实的希望,才能有新的开始,生活才能充满希望。

以上四个阶段是循序渐进的,每个阶段间的转换是逐渐推进的,中间没有明显的界限。

（二）对丧亲者的护理

护士应认识到丧亲者的痛苦开始于亲人死亡之前，其过程比死去的亲人所经历的心路历程更长和痛苦。死亡是临终病人痛苦的结束，但同时又是丧亲者悲哀的高峰。护士对丧亲者应给予同情、理解和帮助，给予心灵上的抚慰。

1. 给予陪伴与聆听　对于病人家属的悲痛心情应给予理解和同情，通过了解亲属的感受，给予他们心理支持，并适当地引导家属说出他们内心的悲伤与痛苦。

2. 协助办理后事　应帮助家属接受"死者已逝"这一事实，让家属在办理后事的过程中，给予表达内心悲痛的机会，使其内心的悲痛得以宣泄。

3. 提供生活指导与建议　根据具体对象和情况，给予经济上、家庭组合、社会支持系统等方面的指导和建议，使丧亲者感受到人世间的温暖。

4. 协助建立新的人际关系　劝导和协助死者家属作出感情撤离，逐步与他人建立新的人际关系，例如再婚。这样可以弥补其内心的空虚，并使家属在新的人际关系中得到慰藉，但要把握好时间的尺度。

5. 对丧亲者访视　对死者家属进行追踪式服务和照护。一般临终机构可以通过信件、电话、访视等对死者家属进行跟踪随访，以保证死者家属能够获得来自医务人员的持续性的关爱和支持。

 温馨关注

丧偶老年人的心理特点

丧偶老年人的心理特点：

第一阶段，所有的心理活动集中指向新近的死者。

第二阶段，对死者和其他人发怒或带有敌意。

第三阶段，要求其他人的支持和帮助。

第四阶段，清楚地意识到，配偶已永远地失去了，正常的生活已彻底被打乱了，整个心被绝望占据。

第五阶段，开始从绝望中恢复，向往正常的生活并开始重新组织新的生活。

这五个阶段可分别概括为震惊、情绪波动、孤独感产生、宽慰自我以及重建新模式阶段。

 边学边练

实践8　丧偶老年人的心理支持与护理

（李夫艳）

 思考题

1. 高奶奶，75岁。患糖尿病10年。突然感到膝盖疼痛，双腿不能直立。近几年来，高奶奶的眼睛、四肢、内脏、免疫系统都出现过不同程度的病症。因为这些病症，高奶奶的亲属收到过三次医院开出的病危通知书。近期高奶奶再次住进重症监护室，每天费用近两万。为了给高奶奶看病，子女已借了十几万的债务，只好忍痛把高奶奶接回了家。此时的高奶奶已经不能吃饭、不能说话，双目失明溃烂，高奶奶说："我不想撑下去了，让我舒服点走吧！"

请问：

（1）怎样的临终关怀机构适合高奶奶一家的情况？

（2）如果你是临终关怀社会工作者，可为高奶奶一家提供怎样的照护和支持？

2. 叶先生，64岁。患有肝癌，入院时身体虚弱，疼痛剧烈，接受抗癌治疗效果差。病人情绪不稳定，经常生气、愤怒，与家属争吵，抱怨医护人员技术不好，服务不周。

请问：

（1）此时叶先生有哪些心理反应？

（2）你作为护士应如何对叶先生进行心理护理？

实　践　指　导

实践1　老年人健康评估的方法与技巧

【任务引领】

李爷爷,71 岁。5 年前因"头痛、头晕及耳鸣"就医,发现"高血压"后一直服用降压药治疗,近日因情绪激动感到头痛、头晕加重,伴胸闷、气急入院。入院后感到焦虑不安,既担心病情严重,又担心病后儿子不愿意照顾自己。食欲减退,失眠,便秘。临床初步诊断为原发性高血压、高血压危象。

1. 请评估李爷爷的躯体健康状况。

2. 请运用《汉密顿焦虑量表》评估李爷爷的心理健康状况。

【实践目的】

1. 学会老年人躯体健康和心理健康的评估方法。

2. 能运用与老年人沟通交流的技巧采集健康史。

3. 能为老年人建立健康档案,为提供经常性援助性服务打下基础。

4. 培养学生尊重、关心、爱护老年人的良好修养和科学的评判思维能力。

【实践前准备】

1. 教师准备　选择社区、养老院、托老所、老年公寓、老年病科的老年人作为评估对象,说明本次实践的目的和意义,取得老年人的配合。有条件者可邀请老年人到学校参与实践。

2. 护生准备　衣帽整洁,仪表端庄。复习老年人健康评估方法与技巧的相关知识和技能。

3. 老年人准备　理解实践的意义,能主动配合。

4. 用物、环境准备　叩诊锤、手电筒、体温计、血压计、听诊器、《入院评估表》(见《健康评估》)、《汉密顿焦虑量表》(附录　量表5)、记录单和笔等;环境安静、安全、舒适,光线适宜,必要时使用屏风。

【方法与过程】

1. 方法　教师介绍本次实践的目的与要求,教师示范对老年人健康状况的评估方法与技巧;学生分成若干组(每组同学 5～6 人),每组同学对 1 位病人进行健康状况的评估或在实训室由小组同学角色扮演老年人、家属及护理人员,设计仿真情景,实施具体操作;教师巡回指导,指导学生规范操作。

2. 实施过程步骤

(1)评估(老年人、用物、环境)、核对、解释,取得老年人的配合。

（2）协助老年人采取坐位或半坐位，面向操作者。

（3）填写《入院评估表》，评估老年人的躯体健康状态。

（4）使用《汉密顿焦虑量表》评估老年人的心理健康状态。

（5）评估时注意以下语言和非语言沟通技巧：态度和蔼、距离恰当、语言清晰、语速适中、适度触摸、耐心倾听、真诚赞赏、合理共情等。

（6）小组观察、讨论。

（7）操作结束，礼貌告别病人，记录。

【实践总结与评价】

实践结束后，学生以小组为单位汇报实施过程中的收获和体会。带教老师点评、总结、评价护生实践效果。

【实践报告】

1. 填写一份《入院评估表》。

2. 填写一份《汉密顿焦虑量表》。

（张利苹）

实践2　老年人功能状态的评估

【任务引领】

刘奶奶，80岁，独居，日常生活由保姆照顾。半年来体力逐渐变差，穿脱衣服均需要保姆协助，不能自行洗浴，需要保姆帮助才能起床，能够控制大小便，但便后需要他人整理衣裤，偶尔有小便失禁，能自己进食，但需要保姆准备食物。刘奶奶患有高血压，日常服药均由保姆准备好后自行服下。半年来，刘奶奶几乎不下楼，家中购物、理财等均由保姆电话通知其儿子代办。

1. 请评估刘奶奶的基本日常生活能力。

2. 请评估刘奶奶的功能性日常生活能力。

【实践目的】

1. 学会老年人功能状态评估的内容和方法。

2. 能使用功能状态评估量表，评估老年人基本日常生活能力和功能性日常生活能力。

3. 培养学生尊重、关心、爱护老年人的良好修养和科学的评判思维能力。

【实验前准备】

1. 教师准备　选择社区、养老院、托老所、老年公寓的老年人作为评估对象，说明本次实践的目的和意义，取得老年人的配合。有条件者可邀请老年人到学校参与实践。

2. 护生准备　衣帽整洁，仪表端庄。复习老年人功能状态评估的相关知识和技能。

3. 老年人准备　理解实践的意义，能主动配合。

4. 用物、环境准备　《Katz日常生活功能指数评价量表》（附录　量表1）、《Lawton功能性日常生活能力量表》（附录　量表2），记录单和笔等；环境安静、安全、整洁、光线适宜。

【方法与过程】

1. 方法　教师介绍本次实践的目的与要求，教师示范对老年人功能状态的评估。学生分成若干组（每组同学5~6人），每组同学对1位老年人进行功能状态的评估，或在实训室由小组同学分别角色扮演老年人、家属及护理人员，设计仿真情景，实施具体操作；教师巡回

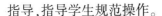

指导,指导学生规范操作。

2. 实施过程步骤

(1)评估(老年人、环境、用物)、核对、解释,取得老年人的配合。

(2)使用《Katz日常生活功能指数评价量表》评估老年人基本日常生活能力。

(3)使用《Lawton功能性日常生活能力量表》评估老年人功能性日常生活能力。

(4)评估时注意语言和非语言沟通技巧,注意观察病人的身体、心理状况,重视客观评价。

(5)小组观察、讨论。

(6)评估结束,礼貌告别老年人,记录。

【实践总结与评价】

实践结束后,学生以小组为单位汇报实施过程中的收获和体会。带教老师点评、总结、评价护生实践效果。

【实践报告】

1. 填写一份《Katz日常生活功能指数评价量表》。

2. 填写一份《Lawton功能性日常生活能力量表》。

（张利苹）

实践3　老年人日常生活安全的指导

【任务引领】

陈奶奶,81岁。患有原发性高血压、双膝骨关节炎、直立性低血压,视力较差。家住三楼,无电梯,所有房间均为光面瓷砖地板,采光不佳,床铺距地面过高,家具边角为四方形,电视柜与沙发距离过窄,厨房过道较窄;洗手间的蹲式马桶和洗手池均无扶手,洗手间与浴室之间有一个台阶,浴室为淋浴式,浴室门无法从外面打开;使用煤气灶,所有电线插在同一个排插上。

1. 请评估陈奶奶居家环境安全因素。

2. 请为陈奶奶制订日常生活安全的指导计划。

【实践目的】

1. 学会正确评估老年人的日常生活安全能力。

2. 能及时判断出老年人生活环境中存在的安全问题,并指导其预防。

3. 培养学生"以老年人为本"的护理职业观,尊重、关心、爱护老年人。

【实验前准备】

1. 教师准备　有针对性在社区或养老院、老年公寓选取几位家居环境有安全隐患的老年人,向老年人说明本次实践的方法和意义,取得老年人的配合。有条件的可邀请老年人到学校参与实践。

2. 护生准备　衣帽整洁、仪表端庄。复习老年人日常生活安全指导的相关知识和技能。

3. 老年人准备　理解实践的意义,能主动配合。

4. 用物、环境准备　手电筒、床、床头柜、水壶、水杯、药瓶、电话、便器、沙发、模拟厨房和卫生间等日常家居生活用具,老年人居家环境安全评估要素表(实践表3-1),记录单和笔等;环境安静、安全、舒适,光线适宜,必要时使用屏风。

【方法与过程】

1. 方法　教师介绍本次实践的目的与要求,教师示范具体操作步骤;学生分成若干组(每组同学5~6人),每组同学对1位老年人进行居家环境安全评估、安全指导,或在实训室内模拟布置老年人的居室,包括卧室、厨房、卫生间等,小组同学通过角色扮演在居室内模拟老年人日常生活活动,然后由其他学生观察居室布置是否存在不妥之处,是否影响老年人的安全,并指导改进的方法。教师巡回指导,指导学生规范操作。

2. 实施过程步骤

(1)评估(老年人、环境、用物)、核对、解释,取得老年人的配合。

(2)让老年人采取自然放松的体位,面向操作者。

(3)评估老年人居家环境安全的要素(参见实践表3-1)。

(4)小组讨论并制订预防和护理措施。

(5)针对高危老年人,进行以下安全指导:积极治疗原发病,防止跌倒摔伤;注意室内温度、湿度、采光、通风;地面干燥、平坦、防滑;无障碍物;厕所及走廊安装扶手;厕所最好使用坐便器;家居设备尽量简洁,家具转角处尽量用弧形;电器开关标上醒目的标志等。

(6)指导过程要求语言通俗易懂,态度和蔼,沟通有效。

(7)操作结束,礼貌告别老年人,记录。

实践表3-1　老年人居家环境安全评估要素表

部位	评估要素
一般居室	
● 温度	是否适宜?
● 光线	光线是否充足?
● 家具	放置是否稳固?
● 床	高度是否在老年人膝盖下并与其小腿长基本相等?
● 电线	安置如何,是否远离火源、热源?
● 取暖设备	设置是否妥善?
● 电话	紧急电话号码是否放在易见、易取的地方?
● 地面	是否平整、干燥、无障碍物?
● 地毯	是否平整、不滑动?
厨房	
● 地板	有无防滑措施?
● 燃气	"开"、"关"的按钮标志是否醒目?
浴室	
● 浴室门	门锁是否内外均可打开?
● 地板	有无防滑措施?
● 浴盆	高度是否合适? 盆底是否垫防滑胶垫?
● 便器	高度是否合适,有无扶手?

续表

部位	评估要素
楼梯	
● 台阶	是否平整无破损,高度是否合适,台阶之间色彩差异是否明显?
● 扶手	有无扶手?
● 光线	光线是否充足?

【实践总结与评价】

实践结束后,学生以小组为单位汇报实施过程中的收获和体会。带教老师点评、总结、评价护生实践效果。

【实践报告】

1. 填写一份《老年人居家环境安全评估要素表》。

2. 写出一份老年人居家环境安全的预防和护理计划。

(常利普)

实践 4 老年人跌倒/坠床的评估及预防和护理

【任务引领】

孙爷爷,82 岁,丧偶,独居,子女不在身边,经济状况良好。清晨邻居发现其跌倒在家门口,不能站立。老年人诉右髋部疼痛异常,送往医院。前一次跌倒是在 3 个月前的如厕过程中,当时可自行站立和行走,无不适。既往有高血压史 20 余年,一直服用降压药,有慢性青光眼病史,视力较差,双膝关节炎 10 余年。

1. 请评估孙爷爷跌倒/坠床的危险因素。

2. 请为孙爷爷制订跌倒/坠床的预防和护理措施。

【实践目的】

1. 学会正确评估老年人跌倒/坠床的危险因素。

2. 能针对有跌倒/坠床危险因素的老年人提出预防和护理措施。

3. 培养学生"以老年人为本"的护理职业观,尊重、关心、爱护老年人。

【实践前准备】

1. 教师准备 有针对性地在社区或养老院、托老所、老年病科、老年公寓选择几位有跌倒/坠床危险因素的老年人,向老年人说明本次实践的方法和意义,取得老年人配合。有条件的可邀请老年人到学校参与实践。

2. 护生准备 衣帽整洁、仪表端庄。复习跌倒/坠床的评估、预防和护理等相关知识和技能。

3. 老年人准备 理解实践的意义,能主动配合。

4. 用物、环境准备 老年人日常生活用具、床单位、跌倒/坠床危险因素评估表(实践表 4-1)、"防跌倒、防坠床"警示标识牌、记录单和笔等;环境安静、安全、整洁、光线适宜。

【方法与过程】

1. 方法 教师介绍本次实践的目的与要求,教师示范具体操作步骤;学生分成若干组

（每组同学 5~6 人），每组同学同学对 1 位老年人进行跌倒/坠床的危险因素的评估、预防、护理指导；或在实训室由小组同学角色扮演存在有跌倒隐患的老年人、家属及护理人员，设计仿真情景，实施具体操作；教师巡回指导，指导学生规范操作。

2. 实施过程步骤

（1）评估（老年人、环境、用物）、核对、解释，取得老年人的配合。

（2）协助老年人采取自然放松的体位，面向操作者。

（3）评估跌倒/坠床的危险因素（参见实践表 4-1）。

实践表 4-1　跌倒/坠床危险因素评估表

危险因素	分数
最近一年曾有不明原因跌倒的经历	1分
意识障碍	1分
视力障碍（单盲、双盲、弱视、白内障、青光眼、眼底病、复视等）	1分
活动障碍、肢体偏瘫	3分
年龄（≥65 岁）	1分
体能虚弱（生活能部分自理，白天过半时间要卧床或座椅）	3分
头晕、眩晕、直立性低血压	2分
服用影响意识或活动的药物 □散瞳剂□镇静安眠剂□降压利尿药□镇挛抗癫剂□麻醉止痛剂	1分
无家人或其他人员陪伴	1分

注：总分≥4 分，视为高危人群。

（4）小组讨论并制订预防和护理措施。

（5）针对高危老年人，在老年人所在床的墙上的固定位置放置"防跌倒、防坠床"的警示标识牌，提醒老年人及照顾者给予高度重视。

（6）具体指导老年人对跌倒/坠床的预防，并对其实施具体的护理措施。

（7）操作过程要求语言通俗易懂，态度和蔼，沟通有效。

（8）操作结束，礼貌告别老年人，记录。

【实践总结与评价】

实践结束后，学生以小组为单位汇报实施过程中的收获和体会。带教老师点评、总结、评价护生实践效果。

【实践报告】

1. 填写一份《跌倒/坠床危险因素评估表》。

2. 写出一份老年人跌倒/坠床的预防和护理计划。

（常利普）

实践 5　老年人家庭安全用药的指导

【任务引领】

田大妈，72 岁。听力减退，视力较前下降，右上肢肢端有麻木现象，患有高血压、冠心病、糖尿病,目前服用药物有阿司匹林、拜糖平、尼莫地平缓释片、维生素 B_{12}、洛伐他汀(血脂康)。某天早晨她在公园晨练时,感觉心前区开始闷痛,于是她从多年未用的应急盒里,拿出了一粒硝酸甘油含在嘴里,然而药物并不起作用,田大妈只觉着眼前一黑,便扑倒在地。一起晨练的老伙伴们连忙将她送到附近医院就诊。幸亏抢救及时,田大妈才转危为安。医生说,问题就出在那只应急药盒上。首先,药盒里的药放了两三年,可能已经失效;再则老人一般容易口干,救心药放在嘴里,如果不压碎,含服吸收比较慢,所以也起不到急救作用。

1. 请评估田大妈用药安全的危险因素。

2. 请为田大妈进行家庭安全用药指导。

【实践目的】

1. 学会老年人家庭安全用药的指导内容。

2. 能对老年人用药后常见的不良反应进行有效预防措施指导。

3. 能对老年人进行用药前的评估。

4. 培养学生与老年人进行有效沟通的能力。

【实践前准备】

1. 教师准备　有针对性地在社区家庭选取几位老年人,向老年人说明本次实践的方法和意义,取得老年人配合。有条件的可邀请老年人到学校参与实践。

2. 护生准备　衣帽整洁、仪表端庄。复习老年人家庭安全用药指导相关知识和能力。

3. 老年人准备　理解实践的意义,能主动配合。

4. 用物、环境准备　老年人口服药物、量杯、滴管、研钵、药匙、纸巾、药杯、温开水适量、手电筒、压舌板(或家用筷子或汤匙)。记录本、笔;环境安静整洁、光线适宜。

【方法与过程】

1. 方法　教师介绍本次实训的目的与要求,教师示范具体操作步骤;学生分成若干组(每组同学 5~6 人),每组同学对 1 位老年人进行家庭安全用药指导,或在实训室由小组同学角色扮演存在有安全用药隐患的老年人、家属及护理人员,设计仿真情景,实施具体操作;教师巡回指导,指导学生规范操作。

2. 实施过程步骤

(1)评估(老年人、环境、用物)、核对、解释,取得老年人的配合。

(2)让老年人采取自然放松的体位。

(3)评估老年人病情、服药能力、文化程度等。

(4)小组讨论并制订家庭用药指导计划。

(5)进行家庭用药指导,内容如下:①药物的名称、剂量、作用原理、服用方法、服用时间、药物有效期。②药物标签上面的警示语、禁用或慎用的原因。③药物或药品的适应证与禁忌证。④药物或药品的副作用和不良反应。⑤漏服或过量使用的处理方法。⑥该药物与其他药物、食物、烟酒等的相互作用。⑦避免用药误区,如躺着服药、干吞药、服药后马上运动、饮食无禁忌等误区。

(6)为老年人配药,照顾老年人服药。

(7)观察老年人用药后的情况。

(8)整个过程要求语言通俗易懂,态度和蔼,沟通有效。

(9)操作结束,礼貌告别老年人,洗手,记录。

【实践总结与评价】

实践结束后,学生以小组为单位汇报实施过程中的收获和体会。带教老师点评、总结、评价护生实践效果。

【实践报告】

要求护生每人书写1份协助老年人家庭用药的护理计划。

(刘丹丹)

实践6　老年脑血管疾病病人的自我护理指导

【任务引领】

张爷爷,78岁。在家中饮酒后与朋友打麻将过程中突然晕倒,呼之不应,面色潮红、大汗淋漓、口角歪斜、小便失禁。既往有高血压、糖尿病病史,曾有一次脑出血病史,留有偏瘫后遗症,生活能自理。发病后家属拨打"120"急救,住院治疗,病情好转,生命体征平稳。

1. 请根据张爷爷的发病情况给予必要的急救指导。

2. 张爷爷的病情稳定后,请给予其疾病的自我护理指导。

【实践目的】

1. 学会指导老年脑血管疾病病人进行自我观察、自我预防;学会对急性脑血管疾病发作病人的家属进行家庭救护指导。

2. 能够评估脑血管疾病的危险因素,提出预防及护理指导。

3. 培养学生良好的职业素质及尊老、敬老、爱老、助老的道德修养。

【实践前准备】

1. 教师准备　有针对性地在社区、养老院、老年病科选取几位典型的脑血管疾病病人,向病人说明本次实践的方法和意义,取得配合。有条件的可邀请老年病人到学校参与实践。

2. 护生准备　衣帽整洁、仪表端庄。复习老年脑血管疾病病人自我护理的相关知识和技能。

3. 老年病人准备　理解实践的意义,能主动配合。

4. 用物、环境准备　诊查床(或椅)、脑血管疾病危险因素评估表、宣传册、血压计、听诊器、身高体重测量仪、各种助行器、记录单和笔等;环境要求安全、安静、舒适,光线适宜。

【方法与过程】

1. 方法　教师介绍本次实践的目的与要求,示范具体操作步骤;学生分成若干组(每组同学5~6人),每组同学对1位脑血管疾病病人进行自我护理指导或在实训室由小组同学角色扮演脑血管疾病的老年病人、家属及护理人员,设计仿真情景,实施具体操作;教师巡回指导,指导学生规范操作。

2. 实施过程步骤

(1)评估(老年病人、环境、用物)、核对、解释,取得老年病人的配合。

(2)协助老年病人采取舒适的体位。

(3)评估老年脑血管疾病的危险因素(参见实践表6-1)。

(4)小组讨论并制订老年脑血管疾病病人的自我护理计划。

(5)根据评估情况对老年脑血管疾病病人及家属进行指导:

1)急性脑血管疾病家庭自救指导:判断病情、呼救,拨打急救电话;安静平卧;保持气道通畅;有抽搐者要防舌咬伤,有气急、痰鸣者吸痰;冷敷前额;安慰病人,减轻焦虑。

实践表 6-1　脑血管疾病的危险因素评估

危险因素	有或无
年龄(≥65 岁)	
血压不稳定,波动性大	
血糖持续偏高,并发症加重	
用药依从性差(不按时服药、随意变更用药、盲目服用保健品等)	
近期 TIA(一过性脑供血不全)发作	
不良的生活习惯如吸烟、嗜酒、休息不规律等	
情绪波动、易激惹	
便秘	
尿失禁	
剧烈运动	
三高(高脂、高热量、高盐)饮食	
不能定期体格检查	
失眠或睡眠质量差	
家庭经济状况,家庭成员的支持情况有变化	

注:以上情况结合病人的病情判断是否存在脑血管疾病的危险。

2)自我护理指导:指导老年病人自我评估生活方式和健康状况;早期控制危险因素;注意安全防范;可做肢体按摩,促进血液循环;预防便秘;合理用药;学会自我调节情绪。

(6)指导过程要求语言通俗易懂,态度和蔼,沟通有效。

(7)操作结束,礼貌告别老年病人,洗手,记录。

【实践总结与评价】

实践结束后,学生以小组为单位汇报实施过程中的收获和体会。带教老师点评、总结、评价护生实践效果。

【实践报告】

1. 写出一份老年脑血管疾病病人的家庭救护计划。

2. 制订脑血管疾病病人的自我护理计划。

(程东阳)

实践 7　老年冠心病病人的健康教育

【任务引领】

王大爷,62 岁,退休。既往有高血压、糖尿病病史,吸烟 10 年,每日 20 支左右,不饮酒。业余爱好、社交活动少,经常无缘由感胸闷不适,常伴有心悸气短,白天晚上均有发作,去医院检查心电图,经医生诊断为冠心病。病人精神紧张,经常失眠、焦虑,家属也变得紧张不安。

1. 请对王大爷进行全面评估。

2. 请对王大爷进行冠心病健康教育。

【实践目的】

1. 学会正确评估老年冠心病病人的危险因素。

2. 能针对有冠心病危险因素的老年病人进行健康教育。

3. 培养学生"预防为主"的护理职业观,尊重、关心、爱护老年人。

【实践前准备】

1. 教师准备 有针对性地在社区、养老院、老年病科选取几位典型的冠心病病人,向病人说明本次实践的方法和意义,取得配合。有条件的可邀请老年病人到学校参与实践。

2. 护生准备 衣帽整洁、仪表端庄。复习老年冠心病病人健康教育的相关知识和技能。

3. 老年病人准备 理解实践的意义,能主动配合。

4. 用物、环境准备 诊查床(或椅)、冠心病危险因素评估表、宣传手册、血压计、听诊器、身高体重测量仪、记录单和笔等;环境要求安全、安静、舒适,光线适宜。

【方法与过程】

1. 方法 教师介绍本次实践的目的与要求,示范具体操作步骤;学生分成若干组(每组同学 5~6 人),每组同学对 1 位冠心病病人进行自我护理指导或在实训室由小组同学角色扮演冠心病的老年病人、家属及护理人员,设计仿真情景,实施具体操作;教师巡回指导,指导学生规范操作。

2. 实施过程步骤

(1)评估(老年病人、环境、用物)、核对、解释,取得老年病人的配合。

(2)协助老年病人采取舒适的体位。

(3)进行冠心病危险因素评估(参见实践表 7-1)。

实践表 7-1 冠心病危险因素评估表

危险因素	分数
老年人有焦虑、恐惧、悲观失望等不良心理反应	1分
老年人有不良的生活习惯如吸烟、嗜酒、休息不规律等	1分
老年人具有冠心病危险因素(五高一低)等	1分
老年人对用药的依从性差(不按时服药、随意变更用药、盲目服用保健品等)	1分
老年人社会支持不足、家庭支持不足、经济支持不足	1分
存在合并症如老年性慢性支气管炎等	1分
老年人社区卫生环境差如就医困难、复诊困难、社区服务能力不足等	1分
老年人活动与运动存在不合理或不健康现象	1分
老年人对自己病情监测不能或不全面、不重视	1分

注:以上情况结合病人的病情判断是否存在冠心病的危险

(4)小组讨论并制订冠心病病人的健康教育计划。

(5)根据评估情况对老年冠心病病人进行健康教育。

1)冠心病心绞痛发作的家庭现场急救:立即平卧,保持呼吸道通畅;立即舌下含服硝酸甘油;立即呼救,拨打急救电话。

2)根据病人情况提出改变生活方式的指导:健康饮食、控制体重、定期运动、戒烟限酒、减轻精神压力等。

3)根据病人情况给予用药指导、康复指导、心肌梗死发作时的自救指导。

4)针对高危病人,应与照顾者及时沟通,提醒老年病人及照顾者给予高度重视。

(6)指导过程要求语言通俗易懂,态度和蔼,沟通有效。

(7)操作结束,礼貌告别老年病人,记录。

【实践总结与评价】

实践结束后,学生以小组为单位汇报实施过程中的收获和体会。带教老师点评、总结、评价护生实践效果。

【实践报告】

1. 填写一份《冠心病危险因素评估表》。

2. 写出一份冠心病病人的健康教育计划。

(黄树强)

实践8 丧偶老年人的心理支持与护理

【任务引领】

谢奶奶,78岁。以前是一个独立性很强的人,生活态度积极,对儿女不是很依赖。但是,一年前老伴儿过世后,她的情绪便一落千丈,并且记忆力急剧下降,与任何人聊天时,话题几乎都是她对老伴儿的思念。一提到老伴儿,谢奶奶便会落泪,对老伴儿过世那天的情形也一直记忆犹新。谢奶奶很喜欢回忆自己和老伴儿共同走过的人生道路,总是一点一滴地反复讲述她记忆中老伴儿的形象,对于思念老伴儿带给自己的情绪困扰,谢奶奶心中也很明白,但就是摆脱不了。用她自己的话说就是:"老伴儿过世对我的打击太大了,我现在对什么事情都提不起精神,一点意义都没有"。

1. 请评估谢奶奶的心理状态。

2. 请根据谢奶奶的心理需求给予恰当的心理支持与护理。

【实践目的】

1. 学会正确分析丧偶老年人的心理问题。

2. 能应用心理护理的方法和沟通技巧对丧偶老年人进行心理支持。

3. 培养学生尊重、关心、理解老年人的职业道德和良好的人际沟通能力。

【实践前准备】

1. 教师准备 在家庭、社区或老年公寓选择有典型心理表现的丧偶老年人。

2. 护生准备 衣帽整洁、仪表端庄。复习丧亲者的护理相关知识和技能;熟悉所选丧偶老年人的个人、家庭成员和社会支持系统情况。

3. 老年病人准备 理解实践的意义,能主动配合。

4. 用物、环境准备 汉密顿抑郁量表(HAMD)(附录 量表7)、社会支持问卷(SSQ)(附录 量表11)、记录单、笔等;环境要求安全、安静、舒适,光线适宜。

【方法与过程】

1. 方法 教师介绍本次实践的目的与要求,示范具体操作步骤;学生分成若干组(每组同学5~6人),每组同学对1位丧偶老年人进行心理支持,或在实训室由小组同学角色扮演丧偶老年人、家属及护理人员,设计仿真情景,实施具体操作;教师巡回指导,指导学生规范操作。

2. 实施过程步骤

(1)评估(老年病人、环境、用物)、核对、解释,取得老年病人的配合。

(2)协助老年病人采取舒适的体位。

(3)使用量表评估老年人的心理状况、社会支持情况。

(4)小组讨论并制订丧偶老年人的心理支持护理计划。

(5)对丧偶老年人进行心理支持,要点如下:①鼓励老年人把悲哀情绪宣泄出来。②帮助其改变不现实的想法,学会原谅自己,以积极的方式消除内疚感。③建议老年人参加读书、听音乐、体育锻炼等有意义的活动,以缓解紧张、焦虑的情绪,防止因悲哀诱发的其他心身问题。④帮助老年人调整生活方式,让他们与子女、亲友重新建立和谐的依恋关系,增加安全感。⑤建议老年人通过助人行为增加其生活的价值感和意义感,有效地减轻丧偶老年人的悲哀。

(6)整个过程要求语言通俗易懂,态度和蔼,沟通有效。

(7)操作结束,礼貌告别老年人,记录。

【实践总结与评价】

实践结束后,学生以小组为单位汇报实施过程中的收获和体会。带教老师点评、总结、评价护生实践效果。

【实践报告】

1. 填写一份《汉密顿抑郁量表》、社会支持问卷。

2. 写出一份丧偶老年人心理支持护理计划。

(李夫艳)

附录 常用评估量表

量表 1 Katz 日常生活功能指数评价量表

生活能力	项目	分值
进食	进食自理无须帮助	2
	需帮助备餐,能自己进食	1
	需帮助进食或经胃管、静脉给营养	0
更衣 (取衣、穿衣、扣扣、系带)	完全独立完成	2
	仅需要帮助系鞋带	1
	取衣、穿衣需要帮助	0
沐浴(擦浴、盆浴或淋浴)	独立完成	2
	近期需要部分帮助(如背部)	1
	需要帮助(不能自行沐浴)	0
移动(起床、卧床、从椅子 上站立或坐下)	自如(可以使用手杖等辅助器具)	2
	需要帮助	1
	不能起床	0
如厕(如厕大小便自如, 便后能自洁及整理衣裤)	无须帮助,或能借助辅助器具进出厕所	2
	需帮助进出厕所、便后清洁或整理衣裤	1
	不能自行进出厕所完成排泄过程	0
控制大小便	能完全控制	2
	偶尔大小便失控	1
	排尿、排便需别人帮助,需用导尿管或大小便失禁	0

评定方法与结果解释:通过与被测者、照顾者交谈或被测者自填问卷,确定各项评分,计算总分值。总分值的范围是 0~12 分,分值越高,则提示被测者的日常生活能力越高。

量表 2 Lawton 功能性日常生活能力量表

生活能力	项目	分值
你能自己做饭吗	无须帮助	2
	需要一些帮助	1
	完全不能自己做饭	0

续表

生活能力	项目	分值
你能自己做家务或勤杂工作吗	无须帮助	2
	需要一些帮助	1
	完全不能自己做家务	0
你能自己服药吗	无须帮助(能准时服药,剂量准确)	2
	需要一些帮助(别人帮助备药,和(或)提醒服药)	1
	没有帮助完全不能自己服药	0
你能去超过步行距离的地方吗	无须帮助	2
	需要一些帮助	1
	除非做特别安排,否则完全不能旅行	0
你能去购物吗	无须帮助	2
	需要一些帮助	1
	完全不能自己出去购物	0
你能打电话吗	无须帮助	2
	需要一些帮助	1
	完全不能自己打电话	0
你能自己理财吗	无须帮助	2
	需要一些帮助	1
	完全不能自己理财	0

评定方法与结果解释:通过与被测者、家属或照顾者等知情人的交谈或被测者自填问卷,确定各项评分,计算总分值。总分值的范围是 0 ~ 14 分,分值越高,则提示被测者功能性日常生活能力越高。

量表3 简易智能量表

评价项目	得分
1. 时间定向	0/5
(1)今天是星期几? (2)现在是几月份? (3)今天是几号? (4)今年的年份? (5)现在是什么季节?	
2. 地点定向	0/5
(1)你能告诉我我们现在在哪里(医院名称)? (2)你住在什么城市(市或县)? (3)你住在什么街道(胡同、门牌号)? (4)我们现在在几楼? (5)你生活在哪个国家?	
3. 识记:现在我告诉您3种东西的名称,在我讲完之后,请你复述并记忆	0/3
(1)汽车;(2)国旗;(3)树木	
4. 注意与计算:请您计算一下 100 − 7 是多少? 再向下连着减 7(共 5 次) (不能用笔算,若错了,但下一个答案是对的,只记一次错误)	0/5

续表

评价项目	得分
5. 回忆：请您说出刚才我让您记住的是哪 3 种东西 （汽车、国旗、树木，每说出一种得 1 分）	0/3
6. 命名：请受试者认物品 （1）（检查者出示自己的手表）请问这是什么？ （2）（检查者出示自己的铅笔）请问这是什么？	0/2
7. 语言表达：请你跟着我说"四十四只石狮子" （只许说一遍。正确、咬字清楚记 1 分）	0/1
8. 阅读理解：请您念一念这句话并照卡片上的要求做（请"闭上你的眼睛"）	0/1
9. 执行连续命令：我给您一张纸，请按照我说的话去做 （1）用右手拿纸；（2）把这张纸对折起来；（3）将纸放在您的左腿上	0/3
10. 请您说出一个完整的句子（必须要有主语、谓语，且有意义）	0/1
11. 构图能力：（出示图案）请您照着这个图画下来	0/1

注：

1. 每次回答或操作正确记 1 分，错误或不知道记 0 分，拒绝回答或不理解按 0 分计算。简易智能量表（MMSE）的满分为 30 分。

2. 本测试应在 10 ~ 15 分钟内完成。

3. 国际标准：界限值取 24 分，18 ~ 24 分为轻度痴呆，16 ~ 17 分为中度痴呆，≤15 分为重度痴呆。

4. 国内标准：分界值：26 ~ 30 分为正常，21 ~ 25 分为轻度痴呆，11 ~ 20 分为中度痴呆，0 ~ 10 分为重度痴呆。界限值范围因文化水平不同而有区别，文盲组 17 分，小学组 20 分，中学组 22 分，大学组 23 分。

量表4　简易操作智力状态问卷

问题	注意事项	对或错
1. 今天是几号？	年、月、日都对才算正确	
2. 今天是星期几？	星期对才算正确	
3. 这是什么地方？	对所在地有任何的描述都算正确；说"我的家"或正确说出城镇、医院、机构的名称都可接受	
4-1. 你的电话号码是多少？	经确认号码后证实无误即算正确；或在会谈时，能在 2 次间隔较长时间内重复相同的号码即算正确	
4-2. 你住在什么地方？	如没有电话才问此问题	
5. 你几岁了？	年龄与出生年月日符合才算正确	
6. 你的出生年月日？	年、月、日都对才算正确	
7. 现任的国家主席是谁？	姓氏正确即可	
8. 前任的国家主席是谁？	姓氏正确即可	
9. 你的孩子叫什么名字？	不需要特别证实，只需说出一个与他不同的名字即可	
10. 从 20 减 3 开始算，一直减 3 减下去	期间如有出现任何错误或无法继续进行即算错误	

注：

1. 须结合被测试者的教育背景作出判断。

2. 错 0 ~ 2 题为心智功能完整，错 3 ~ 4 题为轻度心智功能障碍，错 5 ~ 7 题为中度心智功能障碍，错 8 ~ 10 题为重度心智功能障碍。

量表 5　汉密顿焦虑量表

项目	主要症状
1. 焦虑心境	担心、担忧,最坏的事情将要发生,容易激惹
2. 紧张	紧张感、易疲劳、不能放松,情绪反应,易哭、颤抖、感到不安
3. 害怕	害怕黑暗、陌生人、一人独处、动物、乘车或旅游、到公共场合
4. 失眠	难以入睡、易醒、睡眠浅、多梦、夜惊、醒后感觉疲倦
5. 认知功能	注意力不能集中、注意障碍、记忆力差
6. 抑郁心境	丧失兴趣、抑郁、对以往爱好缺乏快感
7. 躯体性焦虑(肌肉系统)	肌肉酸痛、活动不灵活、肌肉和肢体抽动、牙齿打战、声音发抖
8. 躯体性焦虑(感觉系统)	视物模糊、发冷发热、软弱无力感、浑身刺痛
9. 心血管系统症状	心动过速、心悸、胸痛、血管跳动感、昏倒感、心搏脱漏
10. 呼吸系统症状	胸闷、窒息感、叹息、呼吸困难
11. 胃肠道症状	吞咽困难、嗳气、消化不良(进食后腹痛、腹胀、恶心、胃部饱胀感、肠鸣、腹泻、体重减轻、便秘)
12. 生殖泌尿系统症状	尿频、尿急、停经、性冷淡、早泄、阳痿
13. 自主神经系统症状	口干、潮红、苍白、易出汗、紧张性头痛、毛发竖起
14. 会谈时行为表现	(1)一般表现:紧张、不能松弛、忐忑不安、咬手指、紧握拳、面肌动、手发抖、皱眉、表情僵硬、肌张力高、叹息样呼吸、面色苍白
	(2)生理表现:吞咽、打呃、安静时心率快、呼吸快、腱反射亢进、震颤、瞳孔放大、眼睑跳动、易出汗、眼球突出

注:

1. 0 = 无症状;1 = 轻度;2 = 中度,有肯定的症状,但不影响生活和劳动;3 = 重度,症状重,已影响生产和劳动,需行处理;4 = 极重,症状极重,严重影响生活。

2. 总分 >29 为严重焦虑;总分 >21 为明显焦虑;总分 >14 为有肯定的焦虑;总分 >7 为可能有焦虑;<6 分没有焦虑。

3. 因子分计算:精神性焦虑因子分,第 1 ~ 6 项与第 14 项分数之和,除以 7;躯体性焦虑因子分,7 ~ 13 项分数之和,除以 7。

量表 6　状态- 特质焦虑问卷

指导语:下面列出的是一些人们常常用来描述他们自己的陈述,请阅读每一个陈述,然后选择适当的选项来表示你现在最恰当的感觉,也就是你此时此刻最恰当的感觉。没有对或错的回答,不要对任何一个陈述花太多的时间去考虑,但所给的回答应该是你现在最恰当的感觉。

	完全没有	有些	中等程度	非常明显
*1. 我感到心情平静	①	②	③	④
*2. 我感到安全	①	②	③	④
3. 我是紧张的	①	②	③	④
4. 我感到紧张束缚	①	②	③	④

续表

	完全没有	有些	中等程度	非常明显
＊5. 我感到安逸	①	②	③	④
6. 我感到烦乱	①	②	③	④
7. 我现在正烦恼,感到这种烦恼超过了可能的不幸	①	②	③	④
＊8. 我感到满意	①	②	③	④
9. 我感到害怕	①	②	③	④
＊10. 我感到舒适	①	②	③	④
＊11. 我有自信心	①	②	③	④
12. 我觉得神经过敏	①	②	③	④
13. 我极度紧张不安	①	②	③	④
14. 我优柔寡断	①	②	③	④
＊15. 我是轻松的	①	②	③	④
＊16. 我感到心满意足	①	②	③	④
17. 我是烦恼的	①	②	③	④
18. 我感到慌乱	①	②	③	④
＊19. 我感觉镇定	①	②	③	④
＊20. 我感到愉快	①	②	③	④

注:＊,该项为反序记分。

指导语:下面列出的是一些人们常常用来描述他们自己的陈述,请阅读每一个陈述,然后选择适当的选项来表示你经常的感觉,也就是你此时此刻最恰当的感觉。没有对或错的回答,不要对任何一个陈述花太多的时间去考虑,但所给的回答应该是你平常所感觉到的。

	完全没有	有些	经常	几乎总是如此
＊21. 我感到愉快	①	②	③	④
22. 我感到神经过敏和不安	①	②	③	④
＊23. 我感到自我满足	①	②	③	④
＊24. 我希望能像别人那样高兴	①	②	③	④
25. 我感到我像衰竭一样	①	②	③	④
＊26. 我感到很宁静	①	②	③	④
＊27. 我是平静的、冷静的和泰然自若的	①	②	③	④
28. 我感到困难一一堆集起来,因此无法克服	①	②	③	④
29. 我过分忧虑一些事,实际这些事无关紧要	①	②	③	④
＊30. 我是高兴的	①	②	③	④
31. 我的思想处于混乱状态	①	②	③	④

续表

	完全没有	有些	经常	几乎总是如此
32. 我缺乏自信心	①	②	③	④
*33. 我感到安全	①	②	③	④
*34. 我容易做出决断	①	②	③	④
35. 我感到不合适	①	②	③	④
*36. 我是满足的	①	②	③	④
37. 一些不重要的思想总缠绕着我,并打扰我	①	②	③	④
38. 我产生的沮丧是如此强烈,以致我不能从思想中排除它们	①	②	③	④
*39. 我是一个镇定的人	①	②	③	④
40. 当我考虑我目前的事情和利益时,我就陷入紧张状态	①	②	③	④

注：*,该项为反序记分。

量表7　汉密顿抑郁量表

项目	主要表现	评分
1. 抑郁情绪	①只在问到时才诉述;②在访谈中自发地表达;③不用言语也可以从表情、姿势、声音或欲哭中流露出这种情绪;④病人的自发言语和非语言表情、动作几乎完全表现为这种情绪	
2. 有罪感	①责备自己,感到自己已连累他人;②认为自己犯了罪,或反复思考以往的过失和错误;③认为目前的疾病,是对自己错误的惩罚,或有罪恶妄想;④罪恶妄想伴有指责或威胁性幻觉	
3. 自杀	①觉得活着没有意义;②希望自己已经死去,或常想到与死有关的事;③消极观念(自杀念头);④有严重自杀行为	
4. 入睡困难(初段失眠)	①主诉有入睡困难,上床半小时后仍不能入睡(要注意平时病人入睡的时间);②主诉每晚均有入睡困难	
5. 睡眠不深(中段失眠)	①睡眠浅,多噩梦;②半夜晚12点钟以前曾醒来(不包括上厕所)	
6. 早醒(末段失眠)	①有早醒,比平时早醒1小时,但能重新入睡(应排除平时的习惯);②早醒后无法重新入睡	
7. 工作和兴趣	①提问时才诉述;②自发地直接或间接表达对活动、工作或学习失去兴趣,如感到没精打采,犹豫不决,不能坚持或需强迫自己去工作或活动;③活动时间减少或成效下降,住院病人每天参加病房劳动或娱乐小于3小时;④因目前的疾病而停止工作,住院者不参加任何活动或者没有他人帮助便不能完成病室日常事务(注意不能凡住院就打4分)	

续表

项目	主要表现	评分
8. 阻滞(指思维和言语缓慢,注意力难以集中,主动性减退)	①精神检查中发现轻度阻滞;②精神检查中发现明显阻滞;③精神检查进行困难;④完全不能回答问题(木僵)	
9. 激越	①检查时有些心神不定;②明显心神不定或小动作多;③不能静坐,检查中曾起立;④搓手、咬手指、扯头发、咬嘴唇	
10. 精神性焦虑	①问及时才诉述;②自发地表达;③表情和言谈流露出明显忧虑;④明显惊恐	
11. 躯体性焦虑	①轻度;②中度,有肯定的上述症状;③重度,上述症状严重,影响生活或需要处理;④严重影响生活和活动	
12. 胃肠道症状	①食欲减退,但不需他人鼓励便自行进食;②进食需他人催促或请求和需要应用泻药或助消化药	
13. 全身症状	①四肢、背部或颈部沉重感,背痛、头痛、肌肉疼痛,全身乏力或疲倦;②症状明显	
14. 性症状(指性欲减退,月经紊乱)	①轻度;②重度;③不能肯定,或该项对被评者不适合(不计入总分)	
15. 疑病	①对身体过分关注;②反复考虑健康问题;③有疑病妄想;④伴幻觉的疑病妄想	
16. 体重减轻	①患者诉述可能有体重减轻;②肯定体重减轻。或者按体重记录评定:①1周内体重减轻超过0.5kg;②1周内体重减轻超过1kg	
17. 自知力	①知道自己有病,表现为抑郁;②知道自己有病,但归咎伙食太差、环境问题、工作过忙、病毒感染或需要休息;③完全否认有病	
18. 日夜变化	①轻度变化:晨1分、晚1分;②重度变化:晨2分、晚2分	
19. 人格解体	①问及时才诉述;②自然诉述;③有虚无妄想;④伴幻觉的虚无妄想	
20. 偏执症状	①有猜疑;②有牵连观念;③有关系妄想或被害妄想;④伴有幻觉的关系妄想或被害妄想	
21. 强迫症状	①问及时才诉述;②自发诉述	
22. 能力减退感	①仅于提问时方引出主观体验;②病人主动表示有能力减退感;③需鼓励、指导和安慰才能完成病室日常事务或个人卫生;④穿衣、梳洗、进食、铺床或个人卫生均需他人协助	
23. 绝望感	①有时怀疑"情况是否会好转",但解释后能接受;②持续感到"没有希望",但解释后能接受;③对未来感到灰心、悲观和失望,解释后不能解除;④自动地反复诉述"我的病好不了啦"诸如此类的情况	
24. 自卑感	①仅在询问时诉述有自卑感,"我不如他人";②自动地诉述有自卑感;③病人主动诉述:"我一无是处"或"低人一等",与评2分者只是程度上的差别;④自卑感达妄想的程度,例如"我是废物"或类似情况	

注:序号与分数是相对应的,如选择序号②的主要表现则评为2分。如个体没有序号中描述的表现,则评为0分。

量表8 流行病学调查用抑郁自评量表

评定项目	非常少/没有（＜1天）	很少（1~2天）	常有（3~4天）	几乎一直（5~7天）	评分
1. 我因一些小事而烦恼	1	2	3	4	
2. 不太想吃东西，我的胃口不好	1	2	3	4	
3. 即使家属朋友想帮我，我仍然无法摆脱心中的苦闷	1	2	3	4	
4. 我觉得和一般人一样好	4	3	2	1	
5. 我在做事时无法集中自己的注意力	1	2	3	4	
6. 我觉得意志消沉	1	2	3	4	
7. 我感到做任何事都很费力	1	2	3	4	
8. 我觉得前途是有希望的	4	3	2	1	
9. 我觉得我的生活是失败的	1	2	3	4	
10. 我感到害怕	1	2	3	4	
11. 我睡眠情况不好	1	2	3	4	
12. 我感到高兴	4	3	2	1	
13. 我比平时说话要少	1	2	3	4	
14. 我感到孤单	1	2	3	4	
15. 我觉得别人不友善	1	2	3	4	
16. 我觉得生活得很有意思	4	3	2	1	
17. 我曾哭泣	1	2	3	4	
18. 我感到忧虑	1	2	3	4	
19. 我觉得人们不喜欢我	1	2	3	4	
20. 我觉得无法继续我的日常工作	1	2	3	4	

注：

1. 该量表分为0~3分4级：1=0分，2=1分，3=2分，4=3分。其中，第4、8、12、16题为反向评分。

2. 结果分析：总分范围为0~60分。总分≤15分为无抑郁症状；总分为16~19分为可能有抑郁症状，总分≥20分为肯定有抑郁症状。

3. 所有问题指被测者现在或过去1周的情况。

量表9 老年人抑郁量表

主要表现	回答"是"或"否"
1. 你对生活基本上满意吗？	
2. 你是否已放弃了许多活动与兴趣？	
3. 你是否觉得生活空虚？	
4. 你是否感到厌倦？	

主要表现	回答"是"或"否"
5. 你觉得未来有希望吗？	
6. 你是否因为脑子里一些想法摆脱不掉而烦恼？	
7. 你是否大部分时间精力充沛？	
8. 你是否害怕会有不幸的事落到你头上？	
9. 你是否大部分时间感到幸福？	
10. 你是否常感到孤立无援？	
11. 你是否经常坐立不安，心烦意乱？	
12. 你是否愿意待在家里而不愿去做些新鲜事？	
13. 你是否常常担心将来？	
14. 你是否觉得记忆力比以前差？	
15. 你觉得现在活着很惬意吗？	
16. 你是否常感到心情沉重、郁闷？	
17. 你是否觉得像现在这样活着毫无意义？	
18. 你是否总为过去的事忧愁？	
19. 你觉得生活很令人兴奋吗？	
20. 你开始一件新的工作很困难吗？	
21. 你觉得生活充满活力吗？	
22. 你是否觉得你的处境已毫无希望？	
23. 你是否觉得大多数人比你强得多？	
24. 你是否常为些小事伤心？	
25. 你是否常觉得想哭？	
26. 你集中精力有困难吗？	
27. 你早晨起来很快活吗？	
28. 你希望避开聚会吗？	
29. 你做决定很容易吗？	
30. 你的头脑像往常一样清晰吗？	

注：

1. 每个条目要求被测者回答"是"或"否"，其中第 1、5、7、9、15、19、21、27、29、30 条用反序计分（回答"否"表示抑郁存在）。每项表示抑郁的回答得 1 分。

2. 总分 0～10 为正常，11～20 为轻度抑郁，21～30 为中重度抑郁。

量表 10   APGAR 家庭功能评估表

项目	经常	有时	很少
1. 当我遇到困难时,可以从家人处得到满意的帮助			
补充说明:			
2. 我很满意家人与我讨论各种事情以及分担问题的方式			
补充说明:			
3. 当我希望从事新的活动或发展时,家人能接受并给予支持			
补充说明:			
4. 我很满意家人对我表达情感时的方式以及对我愤怒、悲伤等情绪的反应			
补充说明:			
5. 我很满意家人与我共度美好时光的方式			
补充说明:			

注:

1. "经常"得 2 分,"有时"得 1 分,"很少"得 0 分。

2. 总分在 7～10 分为家庭功能无障碍,4～6 分为家庭功能中度障碍,0～3 分为重度家庭功能不足。

量表 11   社会支持问卷

家庭档案:	填表人:	年 月 日

1. 你需要交谈时,你指望谁听你的诉说?

2. 如果一个你认为是好朋友的人辱骂你,并说他/她不想再见到你,你指望谁帮助你?

3. 你感觉谁的生命是你重要的部分?

4. 如果你已结婚,并已和配偶分居,你觉得谁将帮助你?

5. 尽管他们将不胜其烦地帮助你,谁将真正帮你渡过难关?

6. 谁能和你坦率地交谈而不顾及你谈些什么?

7. 谁能使你感到你能做对别人有益的事?

8. 当你感到紧张的时候,你指望谁能把你从烦恼中解脱出来?

9. 当你需要帮助时,谁是最可依赖的?

10. 如果你被解雇或被勒令退学,你指望谁来帮助你?

11. 你自己和谁在一起感到很自在(愉快)?

12. 你感觉谁将你作为真正的人看待?

13. 你指望谁提出有用的建议,以避免你犯错误?

14. 你指望谁坦率地、不加选择地听你诉说内心的感情?

15. 当你需要安慰时,谁来帮助你?

16. 如果你出了车祸且伤势严重住院,你觉得谁将帮助你?

17. 当你有压力或紧张时,谁将使你更轻松?

18. 如果一个和你关系相当密切的家庭成员去世,谁来帮助你?

19. 在你处境极好或极差时,谁将完全接受你?

20. 不管发生什么事情,谁将照顾你?

21. 当你和他人生气时,你指望谁听你诉说?

22. 当你需要改进时,谁将真心地告诉你?

23. 当你心情不好时,你指望谁帮你改善心情?

24. 你感觉谁深深地爱着你?

25. 当你心烦意乱时,谁将支持你?

26. 在你做重要决策时,谁将支持你?

27. 当你非常容易激动,易向几乎任何事物发怒时,你指望谁帮你心情变好?

量表 12　生活满意度指数 A

指导语:下面的一些陈述涉及人们对生活的不同感受。请阅读下列每一个问题的陈述,如果你同意该观点,就请在"同意"下面画"√";如果你不同意该观点,请在"不同意"下面画"√";如果无法肯定是否同意,则在"?"下面画"√"。请务必回答每一个问题。

项目	同意	不同意	?
1. 当我老了以后发现事情似乎要比原先想象得好			
*2. 与我所认识的多数人相比,我更好地把握了生活中的机遇			
3. 现在是我一生中最沉闷的时期			
*4. 我现在和年轻时一样幸福			
5. 我的生活原本应该是更好的时光			
*6. 现在是我一生中最美好的时光			
7. 我所做的事情多半是令人厌烦和单调乏味的			
8. 我估计最近能遇到一些有趣的令人愉快的事			
*9. 我现在做的事和以前做的事一样有趣			
10. 我感到老了,有些累了			
11. 我感到自己确实上了年纪,但我并不为此而烦恼			
12. 回首往事,我相当满足			
*13. 即使能改变自己的过去,我也不愿有所改变			
14. 与其他同龄人相比,我曾做出较多的愚蠢的决定			
15. 与其他同龄人相比,我外表较年轻			
*16. 我已经为一个月甚至一年后该做的事制订了计划			
*17. 回首往事,我有许多想得到的东西均未得到			
18. 与其他人相比,我惨遭失败的次数太多了			
*19. 我在生活中得到了相当多我所期望的东西			
20. 不管人们怎样说,许多普通人是越过越糟,而不是越过越好了			

注:

1. "同意"得 2 分,"?"得 1 分,"不同意"得 0 分。

2. 得分从 0 分(满意度最低)到 20 分(满意度最高)。

3. 有"＊"为反序计分项目。

量表13 纽芬兰纪念大学幸福度量表

指导语:我们想问一些关于你的日子过得怎么样的问题,如果符合你的情况,请回答"是";如果不符合你的情况,请回答"否"。最近几个月里,你感到:

项目	是	否	不知道	备注
1. 满意到极点				PA
2. 情绪很好				PA
3. 对你的生活特别满意				PA
4. 很幸运				PA
5. 烦恼				NA
6. 非常孤独或与人疏远				NA
7. 忧虑或非常不愉快				NA
8. 担心,因为不知道将来会发生什么情况				NA
9. 感到你的生活处境变得艰苦				NA
10. 一般说来,生活处境变得使你感到满意				PA
11. 这是我一生中最难受的时期				NE
12. 我像年轻时一样高兴				PE
13. 我所做的大多数事情都令人厌烦或单调				NE
14. 我所做的事情像以前一样使我感兴趣				PE
15. 当我回顾我的一生时,我感到相当满意				PE
16. 随着年龄的增加,一切事情更加糟糕				NE
17. 你感到孤独的程度如何				NE
18. 今年一些事情使我烦恼				NE
19. 如果你能到你想去的地方去,你愿意到那儿去住吗				PE
20. 有时我感到活着没意思				NE
21. 我现在像我年轻时一样高兴				PE
22. 大多数时候我感到生活是艰苦的				NE
23. 你对你当前的生活满意吗				PE
24. 我的健康情况和我的同龄人相同甚至还好些				PE

注:

1. 对每项目回答"是",记2分,答"不知道",记1分,答"否"记0分。第19项答"现在住地"记2分,"别的住地"记0分。第23项答"满意",记分2分,"不满意",记0分。

2. PA:正性情感;NA:负性情感;PE:一般正性体验;NE:一般负性体验。

3. 总分 = PA − NA + PE − NE,得分范围 − 24 至 + 24。为了便于计算,加上常数24,记分范围0 ~ 48分。

量表14　老年人生活质量评定表

项目	得分
身体健康：	
1. 疾病症状	
（1）无明显病痛	（3分）
（2）间或有病痛	（2分）
（3）经常有病痛	（1分）
2. 慢性疾病	
（1）无重要慢性病	（3分）
（2）有，但不影响生活	（2分）
（3）有，影响生活	（1分）
3. 畸形残疾	
（1）无	（3分）
（2）有（轻、中度驼背）不影响生活	（2分）
（3）畸形或因病致残，部分丧失生活能力	（1分）
4. 日常生活能力	
（1）能适当劳动、爬山、参加体育活动，生活完全自理	（3分）
（2）做饭、管理钱财、料理家务、上楼、外出坐车等有时需人帮助	（2分）
（3）丧失独立生活能力	（1分）
本项共计得分：（　　）	
心理健康：	
5. 情绪、性格	
（1）情绪稳定，性格开朗，生活满足	（3分）
（2）有时易激动、紧张、忧郁	（2分）
（3）经常忧郁、焦虑、压抑、情绪消沉	（1分）
6. 智力	
（1）思维能力、注意力、记忆力都较好	（3分）
（2）智力有些下降，注意力不集中，遇事易忘，但不影响生活	（2分）
（3）智力明显下降，说话无重点，思路不清晰，健忘、呆板	（1分）
7. 生活满意度	
（1）夫妻、子女、生活条件、医疗保障、人际关系等都基本满意	（3分）
（2）某些方面不够满意	（2分）
（3）生活满意度差，到处看不惯，自感孤独苦闷	（1分）
本项共计得分：（　　）	

项目	得分
社会适应	
8. 人际关系	
（1）夫妻、子女、亲戚朋友之间关系融洽	（3分）
（2）某些方面虽有矛盾，仍互相往来，相处尚可	（2分）
（3）家庭矛盾多，亲朋往来少，孤独	（1分）
9. 社会活动	
（1）积极参加社会活动，在社团中任职，关心国家集体大事	（3分）
（2）经常参加社会活动，有社会交往	（2分）
（3）不参加社会活动，生活孤独	（1分）
本项共计得分：	（　　）
环境适应	
10. 生活方式	
（1）生活方式合理，无烟、酒嗜好	（3分）
（2）生活方式基本合理，已戒烟，酒不过量	（2分）
（3）生活无规律，嗜烟，酗酒	（1分）
11. 环境条件	
（1）居住环境、经济收入、医疗保障较好，社会服务日臻完善	（3分）
（2）居住环境不尽如人意，有基本生活保障	（2分）
（3）住房、经济收入、医疗费用等造成生活困难	（1分）
本项共计得分：	（　　）

注：

1. ①第一项"身体健康"的判断标准：12分为优良；8～11分为良好；5～7分为较差；4分为差。②第二项"心理健康"的判断标准：9分为优良；6～8分为良好；4～5分为较差；3分为差。③第三项"社会适应"的判断标准：6分为优良；4～5分为良好；3分为较差；2分为差。④第四项"环境适应"的判断标准：6分为优良；4～5分为良好；3分为较差；2分为差。

2. 以上各项相加即为总分。

3. 总分在30～33分者，说明生活质量良好，应继续采取原有的合理的生活方式，积极防治心血管疾病和癌症，力争健康长寿。总分在20～29分者，说明生活质量中等水平，应进一步检查自己的生活方式是否合理，自我保健措施是否有力，是否做到戒烟、少酒，是否每天坚持适量的体育锻炼，是否注意情绪的调整，对慢性病是否遵医嘱坚持治疗等，及时发现问题并予以纠正和改善，不断提高生活质量。凡总分在11～19分者，说明生活质量差，应争取保持或恢复生活自理功能，提高生活质量，延长健康期望寿命。

教　学　大　纲

一、课程任务

老年护理是中等卫生职业教育护理专业的一门重要的专业核心课程。本课程的主要内容包括绪论、老年人的健康评估、老年人的健康保健与照护、老年人的日常生活及常见健康问题的护理、老年人的安全用药及护理、老年人常见心理问题与精神障碍的护理、老年常见疾病病人的护理、老年人的临终关怀与护理。本课程的任务是在现代医学模式和系统化整体护理工作模式的指导下，以培养学生良好的职业素养为核心，使学生掌握老年时期这一特定阶段现存的和潜在的生理、心理、社会方面的健康问题，并能初步采取预防、保健策略和护理干预措施，维护和促进老年人的身心健康，进一步提高老年人的生活和生命质量。本课程的先修课程包括解剖学基础、药物学基础、护理学基础等，同步和后续课程包括内科护理、外科护理、妇产科护理、成人护理、社区护理等。

二、课程目标

通过本课程的学习，学生能够达到下列要求。

（一）职业素养目标

1. 具有以老年人为中心，一切为了老年人的护理观，培养尊老、敬老、爱老、助老的良好品德。

2. 具有勤奋学习的态度，严谨求实的工作作风，救死扶伤、爱岗敬业的职业素养。

3. 具有较强的专业责任感、同情心、爱心及良好的团队合作精神，对老年护理事业抱有积极的兴趣和态度。

（二）专业知识和技能目标

1. 掌握满足老年人生理、心理、社会需求的常见健康问题和常见疾病的护理要点和健康教育的基本知识和技能。

2. 掌握老年人的日常生活、安全问题的护理要点。

3. 熟悉老年人的身心特点、常见健康问题和疾病的特点、治疗原则。

4. 了解老年护理的一般概念与基本内容。

5. 熟练掌握指导和协助老年人日常生活和安全的各项护理操作技能。

6. 学会利用人际沟通和交流的技巧对老年人进行系统化整体护理。

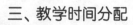

三、教学时间分配

教学内容	学时数		
	理论	实践	合计
一、绪论	4		4
二、老年人的健康评估	4	4	8
三、老年人的健康保健与照护	4		4
四、老年人的日常生活及常见健康问题的护理	4	4	8
五、老年人的安全用药与护理	4	2	6
六、老年人常见心理问题与精神障碍的护理	6		6
七、老年常见疾病病人的护理	8	4	12
八、老年人的临终关怀与护理	4	2	6
合计	38	16	54

四、课程内容和要求

单元	教学内容	教学要求	教学活动参考	参考学时	
				理论	实践
一、绪论	(一) 老年人与人口老龄化		理论讲授	4	
	1. 老化的概念与相关理论	掌握	多媒体演示		
	2. 老年人的年龄划分标准	掌握	讨论		
	3. 人口老龄化	熟悉			
	(二) 老年护理学概述				
	1. 老年护理学及相关学科的概念	掌握			
	2. 老年护理的目标与原则	掌握			
	3. 老年护理的发展	了解			
	4. 老年护理从业人员的素质要求	熟悉			
二、老年人的健康评估	(一) 概述		理论讲授	4	
	1. 老年人健康评估的原则	掌握	多媒体演示		
	2. 老年人健康评估的注意事项	掌握	情景教学		
	(二) 老年人躯体健康的评估		角色扮演		
	1. 健康史的采集	熟悉	见习		
	2. 身体评估	掌握			
	3. 功能状态的评估	掌握			
	4. 辅助检查	熟悉			

续表

单元	教学内容	教学要求	教学活动参考	参考学时 理论	参考学时 实践
二、老年人的健康评估	（三）老年人心理健康的评估				
	1. 认知状态评估	了解			
	2. 情绪与情感评估	熟悉			
	3. 压力与应对评估	熟悉			
	4. 人格的评估	了解			
	（四）老年人社会健康的评估				
	1. 角色功能评估	熟悉			
	2. 家庭评估	熟悉			
	3. 环境评估	熟悉			
	4. 文化评估	熟悉			
	（五）老年人生活质量的综合评估				
	1. 生活质量的内涵	掌握			
	2. 生活质量的综合评估	熟悉			
	实践1　老年人健康评估的方法与技巧	熟练掌握	技能实践	4	
	实践2　老年人功能状态的评估	学会			
三、老年人的健康保健与照护	（一）健康老龄化		理论讲授	4	
	1. 养老新理念	熟悉	多媒体演示		
	2. 健康老龄化	掌握	社区调查		
	3. 积极老龄化	熟悉	参观访问		
	（二）老年保健				
	1. 老年保健的概念与目标	掌握			
	2. 老年保健与照护的重点人群	掌握			
	3. 老年保健的措施	掌握			
	（三）老年保健与照护体系的发展				
	1. 国外老年保健与照护体系的发展	了解			
	2. 我国老年保健与照护体系的发展	熟悉			
	3. 护理服务在老年保健与照护体系中的作用	熟悉			
四、老年人的日常生活及常见健康问题的护理	（一）老年人的日常生活及环境护理		理论讲授	4	
	1. 老年人日常生活护理的注意事项	掌握	多媒体演示		
	2. 老年人对环境的要求与环境设置调整	熟悉	家庭访问		

续表

单元	教学内容	教学要求	教学活动参考	参考学时	
				理论	实践
四、老年人的日常生活及常见健康问题的护理	（二）老年人清洁与舒适的护理		角色扮演见习		
	1. 皮肤清洁	掌握			
	2. 衣着卫生	了解			
	3. 皮肤瘙痒症的护理	熟悉			
	（三）老年人饮食与排泄的护理				
	1. 老年人的营养与饮食	熟悉			
	2. 老年人的饮食护理	掌握			
	3. 老年人如厕的护理	了解			
	4. 老年人便秘的护理	掌握			
	5. 老年人两便失禁的护理	掌握			
	（四）老年人休息、睡眠与活动的护理				
	1. 老年人的休息、睡眠	了解			
	2. 老年人的活动	了解			
	3. 老年人睡眠障碍的护理	掌握			
	4. 老年人跌倒的护理	掌握			
	（五）老年人的性需求和性生活卫生				
	1. 老年人的性需求与现状	了解			
	2. 影响老年人性需求与性生活的因素	了解			
	3. 老年人性生活的护理与卫生指导	了解			
	实践3　老年人日常生活安全的指导	熟练掌握	技能实践		4
	实践4　老年人跌倒/坠床的评估及预防和护理	熟练掌握			
五、老年人的安全用药与护理	（一）概述		理论讲授多媒体演示家庭访问角色扮演见习	4	
	1. 老年人药物代谢动力学特点	了解			
	2. 老年人药物效应动力学特点	了解			
	（二）老年人的用药原则				
	1. 选药原则	掌握			
	2. 用药原则	掌握			
	（三）老年人安全用药护理				
	1. 老年人用药情况的评估	熟悉			
	2. 老年人常见药物不良反应	掌握			

续表

单元	教学内容	教学要求	教学活动参考	参考学时 理论	参考学时 实践
五、老年人的安全用药与护理	3. 老年人安全用药指导	掌握			
	实践5　老年人家庭安全用药的指导	熟练掌握	技能实践		2
六、老年人常见心理问题与精神障碍的护理	（一）老年人的心理特点及心理变化的影响因素		理论讲授多媒体演示案例分析讨论	6	
	1. 老年人的心理特点	熟悉			
	2. 老年人心理变化的影响因素	了解			
	（二）老年人心理健康的维护与促进				
	1. 老年人的心理健康	掌握			
	2. 老年人心理健康的维护与促进	掌握			
	（三）老年人常见心理问题与精神障碍的护理				
	1. 老年人常见心理问题的护理	掌握			
	2. 老年人常见精神障碍的护理	掌握			
七、老年常见疾病病人的护理	（一）老年人的患病与护理特点		理论讲授多媒体演示案例分析讨论见习	8	
	1. 老年人的患病特点	掌握			
	2. 老年病人的护理特点	掌握			
	（二）老年认知与感知相关疾病病人的护理				
	1. 解剖生理变化	了解			
	2. 老年性白内障病人的护理	熟悉			
	3. 老年性耳聋病人的护理	熟悉			
	4. 老年脑血管疾病病人的护理	掌握			
	5. 帕金森病病人的护理	了解			
	（三）老年营养代谢与排泄相关疾病病人的护理				
	1. 解剖生理变化	了解			
	2. 老年胃食管反流病病人的护理	熟悉			
	3. 老年糖尿病病人的护理	掌握			
	4. 前列腺增生病人的护理	了解			
	（四）老年休息与活动相关疾病病人的护理				
	1. 解剖生理变化	了解			
	2. 老年骨质疏松症病人的护理	熟悉			

单元	教学内容	教学要求	教学活动参考	参考学时 理论	参考学时 实践
七、老年常见疾病病人的护理	3. 老年退行性骨关节病病人的护理	掌握			
	4. 老年高血压病人的护理	掌握			
	5. 老年冠心病病人的护理	掌握			
	6. 老年慢性阻塞性肺疾病病人的护理	熟悉			
	实践 6 老年脑血管疾病病人的自我护理指导	学会	技能实践		4
	实践 7 老年冠心病病人的健康教育	学会			
八、老年人的临终关怀与护理	（一）概述		理论讲授	4	
	1. 我国老年人临终关怀的现状及影响因素	了解	多媒体演示		
	2. 老年人临终关怀的意义和组织形式	了解	案例分析		
	3. 临终关怀护士的职责	掌握	讨论		
	（二）老年人的死亡教育		见习		
	1. 老年人对待死亡的心理类型	熟悉			
	2. 老年人的死亡教育实施	掌握			
	（三）老年人的临终护理				
	1. 临终老年人心理变化的护理	熟悉			
	2. 临终老年人生理变化的护理	熟悉			
	3. 多元文化背景下的临终护理	熟悉			
	4. 对丧亲者的心理支持与护理	掌握			
	实践 8 丧偶老年人的心理支持与护理	学会	技能实践		2

五、说明

（一）教学安排

本教学大纲主要供中等卫生职业教育护理专业老年护理方向教学使用，也可供护理专业及助产专业教学参考，第四学期开设，总学时为 54 学时，其中理论教学 38 学时，实践教学 16 学时。学分为 3 学分。

（二）教学要求

1. 本课程对理论部分教学要求分为掌握、熟悉、了解 3 个层次。掌握：指对老年护理基本知识、基本理论有较深刻的认识，并能综合、灵活地运用所学的知识解决老年人的实际问题。熟悉：指能够领会老年护理相关概念的基本含义，解释老年护理现象。了解：指对老年护理基本知识、基本理论能有一定的认识，能够记忆所学的知识要点。

2. 本课程重点突出以岗位胜任力为导向的教学理念，在实践技能方面分为熟练掌握和学会 2 个层次。熟练掌握：指能独立、规范地解决老年人现存和潜在的健康问题，完成各项

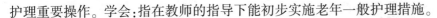

护理重要操作。学会:指在教师的指导下能初步实施老年一般护理措施。

（三）教学建议

1. 本课程依据老年护理临床、社区、家庭、老年机构的岗位工作任务、职业能力要求,强化理论实践一体化,突出"做中学、做中教"的职业教育特色,根据培养目标、教学内容和学生的学习特点以及职业资格考核要求,提倡任务教学、多媒体教学、案例教学、角色扮演、情境教学等方法,利用校内外实训基地,将学生的自主学习、合作学习和教师引导教学等教学组织形式有机结合。

2. 教学过程中,可通过测验、观察记录、技能考核和理论考试等多种形式对学生的职业素养、专业知识和技能进行综合考评。应体现评价主体的多元化,评价过程的多元化,评价方式的多元化。评价内容不仅关注学生对知识的理解和技能的掌握,更要关注学生在老年临床护理实践中运用知识和技能解决实际问题的能力,重视老年护理从业人员职业素质的形成。

中英文名词对照索引

主要参考文献

1. 冷晓红. 人际沟通. 北京:人民卫生出版社,2006.
2. 陈长香,余昌妹. 老年护理学. 北京:清华大学出版社,2006.
3. 鲁亚平. 老年护理学. 上海:上海科学技术出版社,2006.
4. 童晓云. 老年护理学. 郑州:河南科学技术出版社,2008.
5. 陈锦治. 社区护理. 第2版. 北京:人民卫生出版社,2008.
6. 张小燕. 老年护理学. 第2版. 北京:人民卫生出版社,2008.
7. 邹继华. 老年护理. 第2版. 北京:高等教育出版社,2009.
8. 陈长香. 老年护理. 北京:人民卫生出版社,2009.
9. 范荣兰,何利. 老年护理学. 西安:第四军医大学出版社,2010.
10. 唐风平. 老年护理学. 北京:人民卫生出版社,2010.
11. 罗悦性. 老年护理. 第2版. 北京:人民卫生出版社,2011.
12. 吴之明. 老年护理学. 第2版. 北京:高等教育出版社,2011.
13. 王瑞敏. 护理学导论. 第2版. 北京:人民卫生出版社,2011.
14. 吴红宇,王春霞. 老年护理. 北京:高等教育出版社,2012.
15. 田新平. 现代老年医学概要. 第6版. 北京:协和医科大学出版社,2012.
16. 化前珍. 老年护理. 第3版. 北京:人民卫生出版社,2012.
17. 郭桂芳. 老年护理学(双语). 北京:人民卫生出版社,2012.
18. 吴丽文,史俊平. 老年护理. 第3版. 北京:科学出版社,2012.
19. 李玲. 老年护理学. 北京:北京大学医学出版社,2013.
20. 张晓燕. 老年护理学. 第2版. 北京:人民卫生出版社,2013.
21. 孙建萍. 老年护理. 第3版. 北京:人民卫生出版社,2014.
22. 程东阳,潘彦彦. 老年护理. 北京:人民卫生出版社,2014.